RÉPONSE

A MONSIEUR PROCOPE COUTEAUX,

Sur sa prétendue analyse du systême de la Trituration.

Par Mᵉ PHILIPPES BERNARD DE BORDEGARAYE, *Docteur Regent de la Faculté de Médecine de Paris.*

A PARIS,
Chez FRANÇOIS FOURNIER, Libraire, rue saint-Jacques, aux Armes de la Ville.

M. DCCXIII.

AVEC PRIVILEGE DU ROY.

les risques qu'il pouvoit courir en prenant sa défense contre celui de la Trituration nouvellement mis en lumiere par M. H... vient de tout hazarder par une Lettre, laquelle a pour titre, Analyse du systême de la Trituration, &c. *Mais quelle analyse? Il ne s'en est jamais vû de pareille; loin de développer, de séparer, d'extraire, de faire voir des principes réels, clairs, évidents, il confond, détruit, précipite, offusque, & compose un mixte informe.*

C'est dans la vûe de repasser sur ses portraits que je me suis piqué de générosité. Comme sa Lettre n'est qu'une critique, sans l'aveu de Messieurs les fermentateurs, on peut dire que ma réponse n'est point mandiée, & que le seul zele que j'ai pour la raison m'a déterminé à lui laisser voir le jour. Ainsi elle est devenue une obligation, laquelle jointe à la bonté de ma cause a, *me fait esperer du Public qu'il suspendra son jugement jusqu'à ce qu'il l'ait*

a Avertissement, page 7.

examinée. Il y trouvera peut-estre des traits vifs ; mais je ne pouvois pas mieux faire, puisqu'il falloit répondre à un homme plein de saillies.

Je dirai cependant que ses saillies sont mal placées ; qu'il a mal choisi son théatre, & que dans l'affaire dont il s'agit, laquelle interesse tous les Médecins & tous les Physiciens, & qui par là devient de tres-grande importance, il devoit suspendre ses boutades, qui ne décideront jamais la question.

C'est donc pour mettre des bornes à sa gayeté, que j'ai entrepris cet ouvrage, & pour justifier le systême de la Trituration qui a souffert quelque atteinte, puisque la vérité qu'il fait briller s'est trouvée comme anéantie dans les efforts que son imagination comique a fait pour l'obscurcir.

Je répons à toutes les objections de M. Procope Couteaux : je rabats ses railleries : je rectifie sa méchanique : je redresse sa Physique : j'adoucis ses invectives : j'illustre ses comparaisons ; enfin je lui donne une notion exacte

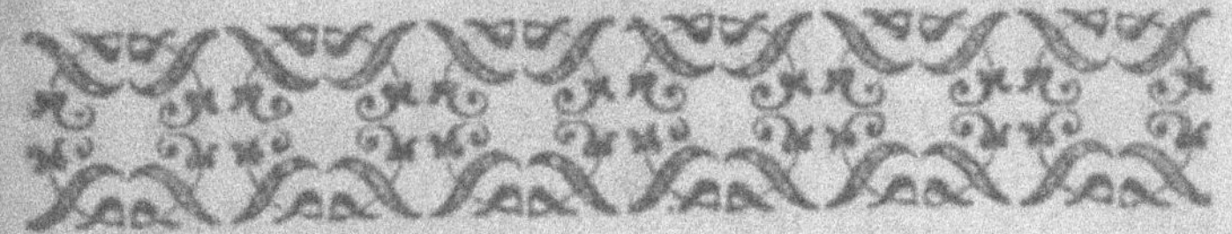

AVERTISSEMENT.

ON se laisse aisément prévenir en faveur d'une opinion, lorsque des Maîtres de l'art l'ont établie, & le Public a droit de crier contre ceux qui veulent la décréditer, parce que ne fondant son jugement que sur ce qu'il en entend dire, il ne peut se persuader que tout le monde l'ait adoptée sans connoissance de cause. Il se trompe cependant grossierement, & la mode a plus de part dans sa décision que la raison.

Le systême de la fermentation mis au jour par Vuillis Médecin Anglois, s'estoit ménagé une réputation à l'épreuve ; la Médecine sembloit assez s'en accommoder ; elle éludoit par là une bonne partie des difficultez que nos anciens nous représentoient dans la théorie & dans la pratique sous des *images peu satisfaisantes & sous des noms impropres : mais la nature indignée de se voir aussi défigurée par ce nouveau genre de Philosophie, s'est montrée toute nue aux yeux d'un sçavant, qui nous a fait part des veritez constantes qu'elle annonce à ceux qui comme lui se font un honneur de prendre de ses leçons.*

Cette plume respectable sans vouloir jamais déférer aux saillies de son imagination, n'a consulté que ses yeux : vraie maniere de philosopher en Médecine.

Ce langage ne pouvoit pas manquer de déplaire à certains demis sçavans, qui s'estoient fait une habitude de ce jargon chymique d'ébullition, d'effervescence, de fermentation, mots qui imposent à la vérité, mais qui ne contentent pas, puisque la nature desavoue leur naissance, dans le tems qu'on s'efforce de mandier des suffrages pour soutenir les interests de ce systême imaginaire.

M. Procope Couteaux, sans prévoir

de ce qu'il ne comprenoit pas dans la théorie & dans la pratique de la plus ſaine Médecine. J'eſpere qu'il m'aura obligation de la peine que je prends de le deſabuſer, & de lui faire connoiſtre que la plaiſanterie eſt un mauvais interprete de la vérité.

APPROBATION.

J'Ay lû par ordre de Monseigneur le Chancelier le manuscrit intitulé, *Réponse à Monsieur Procope, sur sa prétendue analyse du systême de la Trituration*, dans lequel je n'ay rien trouvé qui puisse en empêcher l'impression. Fait à Paris ce trente Octobre 1712. RENEAUME.

Approbation de M. Maillard, Docteur Régent en la Faculté de Médecine de Paris.

COmme on entreprend souvent & fort témerairement de critiquer la plûpart des ouvrages de nos meilleurs auteurs, il ne faut pas s'étonner si depuis quelque temps il a paru un censeur du livre de M. Hecquet sur la Digestion. Quoique la critique qu'il a tâché d'en faire tombe d'elle-même, cependant M. de Bordegaraye a bien voulu se donner la peine de la lire entierement pour y répondre. Je croy que sa réponse mérite d'estre donnée au Public. Ce 19. Fevrier 1713. MAILLARD.

Approbation de M. Mattot, Docteur Régent en la Faculté de Médecine de Paris.

S'Il est bien vray que les livres de Monsieur Hecquet ayent donné occasion à plusieurs excellens ouvrages, l'on peut dire que ce dernier traité de Monsieur Procope n'en est pas une preuve fort authentique. Sa peu judicieuse analyse, ou pour mieux dire, la fausse idée qu'il a du systême de la Trituration; ses remarques peu solides sur l'usage des systêmes en général, & sa critique fondée sur de legeres objections, ne paroiſtront jamais aux yeux des ſçavans, capables de détruire le ſentiment d'une plume auſſi reſpectable que celle de Monſieur Hecquet. C'eſt ſans doute ce qui a obligé Monſieur de Bordegaraye de répondre à Monſieur Procope : Il tâche par de vives raiſons de le mettre au fait du ſyſtême qu'il devroit embraſſer, qui eſt la connoiſſance de ſoy-même ; mais il eſt à craindre qu'une jeuneſſe auſſi bouillante que comique, ne ſoit pas à portée de profiter des ſalutaires avis qu'on luy donne : ainſi je juge cette Réponſe de Monſieur de Bordegaraye fort inſtructive pour le Public, mais encore plus pour Monſieur Procope. Fait à Paris ce 17. Fevrier 1713. MATTOT.

Approbation de M. Finot, Docteur Régent en la Faculté de Médecine de Paris.

LE ſyſtême de la Trituration me paroiſt ſi bien prouvé, qu'il n'a pû eſtre cenſuré que par un jeune homme ſans uſage & ſans expérience ; en effet il offre continuellement à nos yeux des obſervations tirées de la nature même, ſeule capable de former un vray Médecin ; mais Monſieur Procope n'eſt pas fait pour l'écouter ni pour la ſuivre : il aime mieux s'abandonner à ſes ſaillies, & cenſurer d'un air badin & bouffon un ſi ſçavant ſyſtême, que de s'inſtruire dans la bonne & la ſaine pratique. Le Public a donc beaucoup d'obligation à l'auteur, d'arreſter par des réflexions vives, judicieuſes, ſolidement meſlées, l'analyſe que Monſieur Procope vient de faire de cette doctrine ; s'il eſt aſſez heureux pour entrer dans l'eſprit de l'auteur, il connoiſtra qu'il eſt dangereux de badiner dans une matiere auſſi ſérieuſe que celle qui regarde la vie des hommes : cette Réponſe pleine de bonnes maximes luy ouvrira les yeux, & empêchera les ſçavans de ſe tromper dans le jugement qu'ils doivent porter du systéme de la Trituration donné par l'illustre Monsieur Hecquet, si connu par ses ouvrages, encore plus par sa probité & ses vertus. Je crois donc le travail de l'auteur non seulement tres-utile pour les Médecins, mais même avantageux pour ceux qui aiment leur santé. A Paris ce 19. Fevrier 1713.

FINOT.

Approbation de M. Pepin, Docteur Régent de la Faculté de Médecine de Paris, & ancien Professeur des Ecoles.

LE systéme de la *Trituration* est si bien établi & si solidement prouvé dans le *Traité de la Digestion*, que la critique qui en a été faite, quelque sage & judicieuse qu'elle ait parue aux esprits prévenus pour l'opinion contraire, n'a pû diminuer de son crédit; en effet elle ressent trop l'invective ou la passion, pour estre du goût des honnêtes gens. Cependant parce que le style enjoué & badin de cette prétendue analyse suffiroit peut-être pour jetter dans l'esprit du Public, toujours disposé à croire le mal, des soupçons injurieux à la réputation des Médecins *triturants*, on doit avoir obligation à l'auteur de cette Réponse, de la peine qu'il a prise de relever les puérilitez de l'auteur de cette analyse, de nous donner une plus juste idée du systéme de la *Trituration*, & des autres systémes en général; enfin de faire voir par une critique sçavante & instructive, appuyée sur les principes les plus constans de la véritable Médecine, que ce systême doit l'emporter sur tous les autres, par son rapport & sa ressemblance avec les loix de la nature. Fait à Paris ce quinziéme Fevrier 1713. PEPIN.

RE'PONSE

REPONSE A MONSIEUR PROCOPE COUTEAUX,

Sur sa prétendue analyse du systême de la TRITURATION.

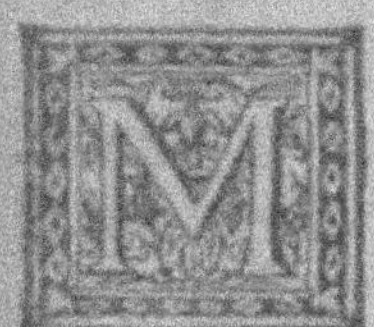

ONSIEUR,

Vous ne devez pas vous persuader que j'approuve les sentimens que vous mettez au jour sur le dernier livre de M. H. . . Ils conviennent si peu avec la bonne Médecine, qu'ils ne m'ont fait aucun plaisir en les lisant : il semble même que vous avez plutost songé à censurer, qu'à apporter des preuves contraires à son opinion ; ainsi demeurez-en là, ne continuez plus, vous épargnerez bien du papier.

Cependant de crainte que la demangeaison d'écrire ne prévale sur l'avertissement que je vous donne, je vais expliquer les raisons qui m'obligent de vous en détourner. La critique que vous faites d'un systême que vous n'entendez point, est une critique fade. En matiere de critique, elle doit estre judicieuse, pour plaire aux honestes gens : & en fait de science, elle doit partir d'une personne consommée en toutes sortes d'érudition, pour qu'on puisse y ajoûter foi : car ne vous imaginez pas que pour avoir dit que *vous estes plus sçavant que M. H. . .* que *vous sçavez mieux écrire que lui*, que *vous sçavez tirer des conséquences plus justes*, que *vous estes meilleur Logicien* ; Qu'on vous en croye sur votre parole, vous n'y pensez pas, vous estes jeune, vous cherchez à vous instruire, & vous voulez tâcher d'approfondir son sentiment, pour éviter toutes les erreurs dont un jeune Médecin est capable dans les commencemens de sa pratique, pour empêcher que la vie du prochain qui lui est confiée, n'en soit la victime.

La conscience & l'honneur [a] vous ont, dites-vous, engagez à faire ce que vous

[a] Page vi.

faites, & ce en faveur de la fermentation, qui est votre *Dulcinée*[a], & dont vous estes le *Dom Quichotte*. Ces termes ne sont point le langage d'un sçavant & sage Médecin; & ces deux titres que vous prétextez, ineffaçables dans une personne de notre profession, se trouvent avanturez dans un chevalier errant, qui guidé par sa folie, donne d'estoc & de taille dans tout ce qu'il rencontre. C'est ici le champ de bataille que vous prenez; vous croyez sentir sous vous Rossinanre, & vous appellez M. H. . . au combat, vous figurant que c'est un géant qui tient votre chere Dulcinée enfermée dans un triste cachot. En vérité ce trait est singulier, & part d'une plume hardie. Je n'aurois jamais soupçonné que le systême de la Trituration, qui est celui de la nature[b], eût élevé contre lui un tel Paladin aux armes enchantées. Qui peut s'empêcher de rire, d'entendre parler un tel jargon, qu'on ne peut tout au plus permettre que dans un Roman, un homme qui veut rectifier les autres? On voit bien qu'un certain voisinage vous a un peu gâté.

Vous vous piquez d'avoir *l'esprit bon*,

[a] Ib. [b] *Dans la thèse où M. Boudin premier Médecin de feu Monseigneur, a présidé le 16. Juin 1712. dans le premier Cor.* Ingeniosum equidem Triturationis systêma agentis naturæ simplicitatem refert, & quidquid in succi dulcis & nutritii, qualis est chylus, præparatione peragitur eleganter exponit.

& que *la dispute n'intereſſe point le cœur* * : avant que je vous paſſe cela, il faut remarquer que tout ce qui eſt de vous dans cettre Lettre, n'eſt qu'une invective ſuivie contre la perſonne de M. H. . . des redites importunes, des conſéquences mal tirées, une phyſique pitoyable, en un mot un labyrinthe de bagatelles; que ſi heureuſement je ne me fuſſe muni du ſage fil d'Ariadne, je me ſerois perdu ſans reſſource. Je m'étois imaginé que dans une jeuneſſe comme la vôtre, *vous aviez donné le tems à vos jugemens de meurir pour leur laiſſer plus d'équité; que vous vous ſeriez éloigné de votre cœur, crainte qu'étant trop près, vous ne vous laiſſaſſiez, ſans y penſer, ſéduire à votre amour propre; que vous aviez rejetté tous préjugez, toutes préventions; qu'enfin vous aviez tout examiné dans le ſecret de la réflexion.* Mais point du tout, je n'ai trouvé que fades railleries : croyez-moi, ces reflexions ne vous conviennent pas; laiſſez-les à leur auteur, & ne vous en parez pas vainement; reprenez votre ton : courage, de la gayeté, des ſaillies : la fermentation en a beſoin pour mettre en action toutes ſes parties, afin de vous produire quelques ſels piquans ou fœtides, pour aſſaiſonner les raiſonnemens que vous faites contre le ſyſtême de M. H. . .

* *Page* VI.

il vous le pardonne, pourvû que vous ne vous récriez pas d'abord sur ce qu'il dit contre tous les systêmes qui ont paru jusqu'à present : *Ce sont de fausses lueurs qui éblouissent sans éclairer, de faux jours qui trompent.* Vous avez bien raison de vous allarmer de ces douceurs ; s'il vouloit insulter le vôtre, comme vous dites, il pourroit le comparer à un cahos perpetuel, où tout estant en combustion & en guerre, on ne peut rien appercevoir qui ne sente le trouble & la discorde. Mais passons, les injures sont de foibles blessures, on ne s'en fâche pas : venons au fait.

Vous allez prouver qu'on ne peut se passer de systême en Médecine, quoique M. H. . . tâche d'insinuer qu'on pourroit, & qu'on devroit même ne s'en point servir, parce que les sages, trop instruits des fausses lueurs des opinions nouvelles, de peur d'en estre surpris, les condamnent toutes & les regardent comme des titres d'ignorance & d'imperitie. Quoi, disent-ils, serons-nous plus heureux ou plus habiles que nos peres ? & à toutes ces raisons vous n'avez garde de répondre *amen* [a] ; ce que vous leur opposez, est une preuve étourdissante, assommante. *Et pourquoi non* [b] ? dites-vous. Et vous continuez ; *Parce que nos peres ont esté des igno-*

[a] *Page* 15. [b] *Page* 17.

rans, est-il de necessité que leurs enfans leur ressemblent [a]? L'ignorance de nos anciens, & le pourquoi non de Monsieur Procope Couteaux, sont la preuve convaincante de la necessité d'un système en Médecine. *De certaines véritez ont échapé à leur pénétration, serons-nous incapables de les appercevoir* [b]? C'est trop près, pour ne pas faire voir votre contradiction. La pénétration s'accorde mal avec l'ignorance : nos peres de votre aveu pénétroient, refléchissoient, trouvoient des véritez, il n'y en a que de certaines qui leur ont échapées; Ils ne sont donc pas ignorans; c'est trancher trop vîte : ils se contentoient des découvertes qu'ils avoient eu le bonheur de faire; c'estoit plus que suffisant pour les faire raisonner sur la cause de la maladie, & pour porter des secours assurez aux maux qu'ils traitoient. Ils vous ont laissé ces certaines véritez à découvrir : vous ne devez pas *en abandonner la recherche; au contraire, c'est ce qui doit* vous *y porter. S'ils les avoient* toutes *trouvées*, vous prendriez *une peine inutile, il n'y auroit qu'à les en croire; on ne doit chercher que ce qui n'a point esté trouvé* [c]. C'est donc à votre avis prouver qu'il faut un système en Médecine, que de dire que nous avons de certaines véritez à décou-

[a] *Page* 17. [b] *Page* 18. [c] Idem.

vrir. La vérité & le système s'accordent-ils ensemble ? La vérité ne veut point de raisonnement, c'est un assaisonnement inutile, elle parle haut, se fait entendre, & s'insinue malgré les obstacles qu'elle trouve en son chemin. En direz-vous autant du système ? c'est une supposition perpetuelle, les consequences qu'on en tire, autres suppositions ; il y a toujours à refaire, & même après avoir travaillé des siecles à le tourner de cent façons, il ne présente pas quelquefois aux yeux la moindre ombre de vérité. Descartes que vous citez, en est la preuve. Depuis qu'il nous a donné un système un peu plus plausible sur les loix du mouvement, que n'a-t-on pas augmenté, diminué, rectifié ? Tous les jours nouveaux raisonnemens ; & les consequences qui en resultent, ne passeront pas encore de long-tems pour article de foi. Hervé, Pecquet, & Virsungus que vous oubliez, & que vous rangez au nombre des faiseurs de systêmes, ne seront jamais regardez comme *novateurs*, *heretiques* ou *temeraires* [a]. Ce sont des véritez constantes, qu'ils ont eu le bonheur de découvrir : il n'a pas fallu grande supposition ni grande consequence, pour nous faire sentir ce qu'ils nous ont démontré. Nous n'avons eu besoin que d'ouvrir les yeux, & voir ces

[a] *Page* 18.

certaines veritez qui ont échappé à la pénétration de nos peres, qui cependant ne nous ont point rendus plus heureux qu'eux dans la guérison des maladies. Connoissez-vous votre bévûe ? ne dois-je pas conclure que vous estes un enfant dénaturé, que vous devez faire réparation à nos anciens ; que c'est une marque de peu de discernement, de confondre la vérité & la supposition, & que vous ne sçauriez prouver qu'il faille un systême en Médecine?

La Médecine d'autrefois se faisoit à moins de frais, moins attentive à ce qui faisoit les maladies, qu'à ce qui les guérissoit. Ces deux lignes de M. H. . . vous choquent étrangement : votre bile s'échauffe, le feu vous monte à la teste ; & par une exclamation digne de votre entousiasme, vous apostrophez ces sages, qui ont pitié du peu d'attention que vous faites à cet axiome si judicieux. Quelle volubilité de langue ! Quelle legereté d'imagination, pour le contredire si mal à propos ! Vous faites un salmigondis de ces sages avec des charlatans, des vendeurs de mitridate, & les Apotiquaires de Paris. Les premiers & les derniers sauront bien se tirer du pair : ceux-là conserveront cette superiorité que vous leur voulez oster, & seront toujours reconnus de tous les bons Médecins pour des oracles & pour des anciens respectables ; & ceux-cy auront le plaisir de se vanger quelque jour & d'avoir leur revanche. Où vous estes-vous mis dans la teste, que M. H. . . par ce texte veuille insinuer que le Médecin n'a besoin que de guérir sans connoître la cause de la maladie ? La Médecine moins attentive à ce qui fait le mal, suppose-t-elle qu'on n'y doit faire aucune attention ? Vous vous trompez étrangement, vous n'entendez pas même le françois ; & vous mettez dans votre livre pour le grossir, six pages inutiles sur cet article. Les bons praticiens ne veulent pas raisonner sur le mal, quoiqu'ils ne l'ignorent pas : ils s'attachent à soulager le malade sur le champ, & c'est cette partie de guérir qui est leur unique devoir, & dont ils sont obligez de répondre à Dieu & au public. Il fait beau voir Monsieur Procope auprès du lit d'un malade, demeurer en extase une heure au moins, en faisant son *raisonnement intérieur* [a], pour tirer des réfléxions du temperament, de l'air, de la saison ; ensuite examiner *si l'air est grossier ou subtil* [b], avoir attention *à l'impression qu'il fait sur notre machine* ; observer les *loix du mouvement*, *la gravité & l'élasticité des corps* ; *supposer & agir en consequence* ; c'est ce qu'il *appelle système*, c'est ce qu'il *appelle raisonner : prendre son party* ensuite, *ordonner & s'en aller* [b]. Je

[a] *Page* 25. [b] *Page* 23. [c] *Page* 24.

vous demande si le malade auroit cette patience : il est prévenu que le Médecin sait ou doit savoir la cause de son mal ; mais il ne vous appelle que pour le soulager : auriez-vous la cruauté de le faire languir & de le prier lui-même d'attendre que les conséquences de votre raisonnement vous ayent déterminé à choisir le remede qui lui convient ? O qu'un remede de cette nature auroit d'efficace ! Vous prononceriez sans doute que la guérison s'ensuivroit : permettez que je vous avoue qu'on n'a pas encore vû de ces guérisons miraculeuses, de ces coups sûrs que nos raisonneurs promettent. Tout ce que vous venez d'alleguer est un raisonnement faux, dont vous estes l'architecte. Vous n'entendez pas la question ; il faut, dis-je encore un coup, qu'un Médecin guérisse sans verbiager, nous sommes d'accord en ce point. Il guérira lorsqu'il aura une connoissance habituelle de l'histoire des maladies, de l'ordre de leurs symptomes, de leurs commencemens, de leurs progrès, de leurs fins. C'est de cela que vous ne convenez pas ; mais il sera un assassin lorsque des principes supposez seront la regle de sa conduite, & que l'hypotese prendra la place de l'observation, & le raisonnement celle de l'experience ; c'est mon sentiment.

L'usage est le maistre en l'art de guérir [a], n'en déplaise à M. Procope Couteaux, qui veut critiquer ce passage. Il faut par pitié lui expliquer la force de ce texte. L'usage est la méthode générale de guérir, appuyée sur l'observation & l'expérience: les indications ou les raisons d'agir ont le premier rang, & les remedes ne sont que le mode ou la maniere avec laquelle on chasse ce qui est nuisible à la santé, & tiennent le dernier rang dans la methode générale & usitée de traiter les maladies. Ainsi on ne donne pas les remedes à cause qu'ils sont usitez; leur usage est prescrit par les raisons d'agir par ce qu'ils conviennent. Cette méthode & cet usage de connoistre les maladies & d'y porter les secours convenables, n'est pas une pratique d'un jour: c'est un usage immemorial fondé sur des faits avérez. Nous ne craindrons point qu'il nous arrive quelque malheur, nous sommes d'accord avec la nature; & nous nous sommes tellement familiarisez avec elle par l'usage, qu'elle nous avertira des écarts qu'elle sera obligée de prendre, & sans tant de réfléxions, nous agirons de concert à calmer ce nouvel accident. Pour vous qui ne la voulez pas connoistre, on vous permet de réfléchir sur ce symptome imprévû, que votre

a *Page* 25.

pratique raisonnée aura eu le tort de procurer, (ce qui n'est que trop commun) ; ensuite vous en ferez l'analyse, mais plus vraie & plus fidelle que celle que vous avez prétendu faire du systême de M. H. . . & par là vous parviendrez à donner des remedes qui ne manqueront pas d'en susciter d'autres ; ce qui n'arriveroit pas, si vous ajoûtiez foi aux sages maximes dont la Préface du livre de M. H. . . est toute remplie ; & que vous vous attachiez, comme j'ai déja avancé, à savoir l'histoire habituelle des maladies, l'ordre de leurs symptomes, de leur commencement, de leur progrès, de leur fin ; à connoistre le temperament des malades, leurs âges, leurs conditions, leur sexe, leur habitude ; & à faire attention à l'air, la saison, le pays. Raisonnant de cette maniere, vous établiriez sans doute la nature, l'espece, le génie des maladies : vous en seriez moins philosophe, mais plus habile guérisseur. La Médecine estant une science où on ne sait rien que par les effets, il est donc sûr de ne faire que ce qui a esté fait ; & c'est là cet usage que vous voulez noircir, & contre lequel vous apportez de si pauvres raisons. A Dieu ne plaise qu'on eût vos pensées téméraires & vos idées forgées dans la pratique ! on seroit toujours vacillant dans la conduite qu'il faudroit tenir, & ce ne ſeroit que ces mêmes idées qu'on traiteroit, & non pas des maladies, qui ſont toujours telles qu'elles ont toujours eſté. Qui peut vous avoir aſſûré ſi certainement que les Médecins n'ont peut-eſtre pas vû *trois maladies qui ayent eſté les mêmes dans toutes leurs circonſtances* * ? Les pleuréſies, que vous prenez pour preuve de ce que vous oſez avancer, vous condamnent. Jamais maladie n'a eſté plus conſtante dans ſon invaſion, ſon progrès & ſa fin ; le ſeptiéme a toujours eſté le *non plus ultrà*, ou la mort s'en eſt enſuivie ; & depuis le tems d'Hipocrate juſqu'à nous, on n'a jamais vû varier ſes ſymptomes ; & ſa déciſion n'a eſté retardée ou avancée que par la précipitation de nos faiſeurs de ſyſtêmes, non ſans aucune crainte de récidive plus dangereuſe ou de plus longue maladie : en ce cas le remede eſt pire que le mal. C'eſtoit par les jours critiques qu'ils décidoient de ſa fin heureuſe ou malheureuſe. Ils n'accabloient pas la nature, ils aidoient à la rendre victorieuſe ; auſſi participoient-ils à ſon triomphe. Quelle gloire votre ambition vous peut-elle apporter, en critiquant la méthode ancienne & reçûe ? Vous mettre au deſſus des autres ? vous eſtes mal fondé en tout ; Vous attirer des pratiques ? vous

* *Page 28.*

ne faites que commencer d'entrer en lice: Tout ce qu'on pourra faire en votre faveur, on vous souffrira, parce que vous divertirez un convalescent. Je trouve l'idée assez plaisante, de vouloir persuader que l'usage ne peut avoir cours, parce que l'émétique estoit inconnu aux anciens. Est-ce le remede qui détermine l'usage, ou si c'est ce dernier qui le prescrit? Vous pensez grossierement. L'usage est une conduite continue & invariable de traiter, fondée sur l'observation & l'experience, & qui nous détermine à user des moyens que Dieu a répandu dans tout cet univers. L'émétique est un de ces moyens que l'usage s'est adapté, parce qu'il luy a paru excellent. Il pourroit encore dans la suite en choisir d'autres, il ne changera point pour ces moyens avenir, sa méthode de guérir; il en a tant perdu, qu'il faut bien lui en fournir pour subvenir à ses manieres d'agir. Si ceux-ci sont inconnus aux anciens, nous en avons bien perdus qui leur estoient connus, soit par ignorance ou par malice. Témoin l'hellebore, & sa maniere de le préparer dont se servoit le Prince de la Médecine en plusieurs maladies. Il conviendroit assez dans ce tems-ci, ou du moins seroit-il d'un grand secours pour donner des idées plus nettes à nos raisonneurs. Ce seroit le moyen dont je me servirois pour faire rentrer la Médecine dans son ancienne dignité. Elle reprendroit la gravité de ces sciences muettes qui s'expliquent par leur silence : *Artes mutæ.* Ce n'est pas mal placer cette réfléxion : vous n'en convenez pas ; ces maximes sont trop usées, elles ne vous plaisent pas. Vous aimez la nouveauté, non pas seulement dans les remedes, mais même dans la méthode : vous voulez tout renverser, & proscrire ce vieil usage ; vous trouvez de la sagesse à estre inconstant, & les petites veroles de ce tems ont éprouvé & le hazard de votre méthode, & la hardiesse de votre expérience. Ces illustres Praticiens que vous vantez, & qui vous ont frayé cette route, ont eu, je crois, d'autres interests en vûe ; & je suis sûr que leur conscience n'a point eu de part à leurs réfléxions : aussi le public a-t-il eu droit de décider d'une conduite si téméraire, puisque dans les sujets qu'il leur a sacrifiez, tres-peu ont échappés ; encore a-t-il fallu qu'ils ayent eu *Æs triplex circa pectus*, pour se soustraire à ce nouveau glaive impitoyable. Ce seroit ici le lieu de critiquer fortement leur pratique ; mais *la raison me défend de noircir tous mes traits.*

Revenons à notre sujet, & ne quittons point M. Procope Couteaux de vûe. Je l'admire. Il veut que M. H. . . dise, que l'étude de la nature & l'experience suffisent dans notre art. Hé bien, M^r, vous allez estre satisfait. Quoique ce que j'ai déja eu l'honneur de vous repliquer soit suffisant pour vous en convaincre, une petite repetition ne sera pas hors d'œuvre pour vous dégouter de ce jargon philosophique. *Vous sentez l'utilité des systêmes* [a], est-il bien vrai, ne nous imposez-vous pas? J'ai lû dans Galien & dans Fernel, & je n'ai rien trouvé qui sentît le systême: les fonctions animales sont décrites si simplement, qu'on voit bien qu'ils ne s'étudioient point à forger des mensonges. La premiere des fonctions animales estoit une suite de la structure des parties; des dents pour la mastication, de l'œsophage pour la deglutition, & du ventricule pour la simple coction. La cause des maladies est détaillée dans les deux de la même maniere, en efficiente materielle, formelle & finale. Si vous appellez cela un systême, il est bien ingénu. Si le vôtre lui ressemble, il approchera bien de la vérité, & la nature s'en accommodera. M. H. . . ne le prétend pas, & il n'a lû tous les autheurs, dont vous prenez la peine d'assembler les noms, que pour en établir un qui rectifie votre pratique, étende vos vûes, les multiplie, les reforme, & vous fasse entrer dans celle de

[a] *Page* 31.

la nature, puisque c'est son propre systême que le systême de la Trituration; ou pour m'énoncer plus correctement, ses veritez geometriquement prouvées à la honte de tous les autres systêmes, & qui leur donne l'exclusion pour toujours.

Pour vous qui tirez de votre fond de quoi répondre à tout ce qui se présentera dans la carriere où vous allez courir, vous ne faites aucun cas de ces autheurs; & la peine que vous prendriez à les lire, déroberoit du tems que vous estimez trop précieux pour le perdre à digerer de telles bagatelles. Quoi donc! Estes-vous le favori de l'autheur de toutes sciences, pour mériter qu'il vous les prodigue? & votre nature d'homme vous met-elle au dessus des brouillards, qui offusquent ordinairement ses connoissances, pour n'avoir pas besoin d'aide pour les dissiper? Vous estes bien digne de la compassion que les gens sensez doivent avoir de votre vanité insupportable, & par conséquent d'un entestement d'autant plus opiniâtre, qu'il se trouve secondé par une compagne qui n'écoute d'autres raisons que celles de son amour propre. Vous serez infailliblement la dupe de vos lumieres, puisque vous les bornez à une sphere qui a si peu d'étendue. La digression que vous faites si hors de propos touchant la nature, justifie mes réfléxions. Si vous vous estiez donné la peine de lire les Philosophes, vous n'auriez pas un doute si injurieux de son existence. Je vais prendre la peine de vous la dévoiler, à condition que vous ne lui ferez point d'outrage : il vous sera seulement permis de vous plaindre.

Le souverain Estre, l'excellent ouvrier de toutes choses, a créé une matiere infiniment étendue, d'où sont sortis tous les differens corps que nous voyons. On ne peut imaginer cette matiere infiniment étendue, marquée au doit de Dieu, qu'elle ne soit infiniment mûe, puisque ce qui sort des mains d'un tel maître ne peut estre que tres-parfait ; ainsi ce caractere imprimé par le principe de tout mouvement, se conserve, & se conservera, jusqu'à ce que celui qui l'a sû faire le saura bien détruire. C'est là cette nature universelle, mere de tout ce qui tombe sous nos sens, qui entretient, nourrit, perfectionne : c'est enfin, pour ainsi dire, Dieu même, incompréhensible par conséquent dans son principe. Tous nos anciens Philosophes, convaincus de cette impossibilité, respectoient ce premier mobile sans pouvoir le comprendre ; aussi ils lui ont donné le nom de nature ou de mere, & l'ont mis de compagnie avec Dieu : *Deus & natura nihil moliuntur frustrà.* Nos modernes trop audacieux ont cru pénétrer ce mystere avec les aîles d'Icare; mais ils ont eu le même sort. Tous les systêmes qu'ils ont inventez à ce sujet, n'ont ni certitude ni vraisemblance.

C'est donc de cette matiere créée, que sont sortis tous les estres qui décorent cet univers, animaux, végétaux, mineraux: ses differentes proprietez ont donné lieu à des productions infinies, & l'homme n'en est pas une des moins avantagées. La structure des organes destinez pour sa conservation, qui n'est que cette premiere matiere diversement figurée, & que nous découvrons par l'anatomie, est le sujet auquel se reduisent toutes les vûes & les raisonnemens d'un Médecin, puisqu'il est appellé Philosophe des sens. Donc les mouvemens qui en resultent, les communications qui s'ensuivent, & les effets que nous en voyons, seront le but de nos connoissances. Et comme cette premiere matiere diversement figurée établit la structure que nous examinons, sans pénétrer dans le principe de cette métamorphose que nous reconnoissons déja pour nature universelle; la structure des parties de notre corps, qui sont bien plus à notre point de vûe, sera ce que j'appelle nature dans l'homme, qui l'entretient, le nourrit, & chasse ce qui est nuisible, parce que c'est un écoulement de cette premiere qui est toute vigilante, qui s'est tellement modifiée, qu'elle s'est abbaissée jusqu'à notre portée pour nous empêcher de faire des raisonnemens faux & superflus. Ainsi le Médecin, sans aller plus avant, verra ce qui retarde ou précipite les mouvemens dépendans de sa structure, en rétablira les convenances; & sans doute cette nature lui aura obligation, parce qu'il marche dans ses voyes. M. Procope Couteaux, qui n'entend pas ce que c'est que nature, fait un dialogue qui sent le théatre : Sosie s'en sert dans Amphytrion. *Y a-t-il quelque chose en moi qui ne soit pas moi, sous la tutelle de qui je sois obligé de vivre* [a]*?* Plaisanterie comique tout-à-fait! Oui sans doute; dans Procope structuré & organisé, il y a quelque chose qui le constitue, & qui ne lui demande pas permission d'agir, comme son cœur de battre, & son sang de couler; & c'est ce que j'appelle nature. Mais dans Procope raisonnant, ce n'est qu'idées & chimeres, c'est-à-dire, n'estant point un estre dépendant de la matiere, & qui fasse corps sur qui la nature ait un plein droit; il a raison de ne la pas connoistre.

Il semble pourtant en avoir une idée, lorsqu'il parle de solides & de fluides; mais il veut que les loix du mouvement

[a] *Page 34.*

qu'il a inventées, déterminent les solides à agir, au lieu que ce sont les solides structurez qui occasionnent ce mouvement. Il veut un système pour l'expliquer, & c'est une vérité démontrée. Il prétend que c'est la Physique qui doit l'en éclaircir, & c'est elle qu'il ne comprend pas, qui brouille ses notions : car que me sert-il d'aller fouiller dans toute la nature pour découvrir la cause, d'où vient qu'une fibre se meut mal, & ne fait pas la fonction à laquelle elle est destinée ? Je n'irai pas si loin sans aller à la cause premiere ; la fonction qui ne se fera pas comme elle se doit faire, me dénote un dérangement dans la fibre mouvante & aidante à cette fonction ; & comme par la méchanique de sa structure, que je connois sensiblement, elle doit faire ceci, qui est l'estat de santé ; & non pas cela, qui marque la maladie : aidez de la nature, qui en a une connoissance bien plus étendue que moi, nous lui ferons faire ceci, & nous rétablirons l'ordre dans son mouvement, en nous servant des moyens convenables. C'est ce que j'appelle système, c'est ce que j'appelle raisonner : mais comme il est d'après nature, il peut bien passer pour vérité, & c'est tout ce qui est necessaire dans notre art. Voici mon argument.

La Médecine est l'art de guérir les mala-

dies ; on ne peut guérir les maladies sans les connoistre : or les maladies ne sont que les fonctions lezées, elles peuvent l'estre de plusieurs façons. Il faut donc savoir en quoi précisément elles sont lezées ; on ne peut le savoir que par la connoissance dont ces fonctions se font en l'estat de santé. Cette connoissance dépend de la structure seule *des parties*[a]. Sans avoir égard au mouvement, puisqu'il est dépendant de sa structure, & que la structure détruite, le mouvement se perd : il est inutile au Médecin de tant raisonner sur l'effet, puisque la cause le manifeste ; donc la seule structure des parties nous fait comprendre la méchanique des fonctions en santé, & la cause de leur lezion en maladie. J'avouerai que la structure & le mouvement des parties sont des principes de Physique ; c'est l'idée que renferme ce mot ; mais je ne conviens pas que les raisonnemens captieux sur ces principes, & qu'on appelle systême, nous donnent une idée plus nette de la structure des parties, des mouvemens qui y sont attachez, & des fonctions qui s'ensuivent. Donc je conclurai que sans eux on peut guérir, qu'ils ne sont point nécessaires en Médecine : donc en Médecine on peut & on doit de plus se passer de systême : cela s'appelle un argument retorqué.

a *Page 36. & 37.*

Il est si vrai de dire que la seule structure suffit pour connoistre le dérangement qui arrive dans l'économie du corps, que l'expérience n'a pris origine que des écarts qui sont arrivez de tems en tems à cette économie, & ausquels elle a remedié avec la sagesse que tout le monde lui attribue de droit. Quel plus grand éclaircissement apporteroit un système à cette expérience, puisque vous avouez que ce n'est que d'*après elle qu'il est sûr de le bâtir* *? Est-ce pour apprendre ce que veut dire expérience? Les succès & les malheurs arrivez dans telles & telles circonstances de remede & régime de vie vous le démontrent visiblement; ainsi ce sont des faits contre qui les raisons ne font qu'échouer. Seroit-ce pour l'étendre & la confirmer? Vous n'avez qu'à marcher dans la même route & la suivre, vous ne manquerez pas d'établir sa certitude, & plus vous l'observerez de près, plus vous serez confirmé dans la necessité qu'il y a de ne point s'en écarter. Ainsi ce vieux Médecin de quatre-vingts ans qui l'aura plus long-tems éprouvé, en saura infiniment davantage que ce jeune Médecin de dix ans de méchante pratique, fondée sur un raisonnement abstrait que l'excellence de cette physique, qu'il croit posseder, lui aura suggeré. La Physique, comme vous

* *Page* 17.

savez M. Procope Couteaux, ne guérit pas; c'est la Médecine, ne vous en déplaise: or vous devez être certain que le meilleur Physicien du monde n'entend rien dans notre art, puisque l'axiome en fait foi: *Ubi desinit Physicus, ibi incipit Medicus.* Ce que vous avez la hardiesse d'avancer, est donc un paradoxe insoutenable, & qui mérite répréhension. C'est ce principe & ce raisonnement qui vous apportent *plus de lueur que de lumiere* *. L'expérience vous fait marcher sûrement, & jamais vous n'en serez la dupe, comme vous dites, puisqu'elle n'a rien d'éblouissant, & qu'elle vous satisfait pleinement, en vous délivrant de vos préjugez, & en rectifiant vos erreurs que la vaine science des conjectures vous avoit donné occasion de faire. J'appelle conjecture, non pas la Médecine pratique qui n'agit que par des connoissances sensibles, & qui n'en croit qu'à ses yeux; mais bien celle qui bâtit des expériences sur ses raisonnemens. L'illustre Sydenham, que j'estime aussi bon Physicien que vous, a soumis les siens à l'expérience, parce qu'il a remarqué sagement que la nature qui guérit les maladies, *Natura morborum medicatrix*, ne veut que des faits & non pas des raisons; & que le Médecin qui s'attache à la suivre & à la copier, doit l'imiter en

* Page 38.

tout

tout dans ses opérations. Quelle expérience seroit la vôtre, si à chaque maladie que vous traiteriez, vous aviez besoin d'une idée nouvelle, parce que la cause n'estant pas la même dans toutes les maladies (ce que vous jugeriez par la varieté des symptomes), votre systême déja inventé, n'auroit pas de quoi répondre à tout ? Vous auriez donc la peine de l'augmenter ou de le diminuer : votre expérience seroit donc nouvelle : peut-estre faudroit-il chercher encore un remede nouveau qui y convînt. Quel abus ! Vous n'auriez rien de sûr en Médecine, rien de certain, *ce ne seroit pas même un art conjectural, ce seroit une progression perpetuelle d'expériences aux dépens des malades* [a].

Vous avez raison de dire que la pratique varie tous les jours ; oui, chez vous, j'en conviens, parce que vous ne savez où donner de la teste au moindre accident qui survient. Vous n'avez rien pardevers vous qui vous conduise & vous regle : tout est chancelant, raisons, maniere d'agir, expérience, remede. Nulle connoissance sensible. *Les maladies qui regnent maintenant*, & qui *ressemblent à celles qui regnoient il y a vingt ans* [b], offrent à vos idées des monstres à combattre, dont vous ne viendrez jamais à bout, si vous ne vous servez des mêmes armes

[a] Page 41. [b] Page 40.

qui les ont autrefois terrassées. Vous aurez beau en fabriquer de nouvelles, elles seront trop fragiles pour répondre à votre attente, & vous aurez la confusion de n'avoir pû vaincre les bons Médecins : au contraire constans dans leurs manieres d'agir, fondez sur ce qui s'offre à leurs yeux de réel, bien loin de broncher dans la carriere, les nouveaux obstacles qui surviendront ne seront point un objet qui les obligera à prendre le change ; l'usage qui est notre maître les guidera, & leurs raisons se déduiront de l'expérience ; bien plus, la réussite en sera la preuve. Ne dites donc pas que l'*expérience est sujette à de grands inconvéniens* [a] : dites plutost que dans la vôtre, comme elle a la supposition pour principe, on ne peut en esperer une consequence valable, & qui mene à la connoissance de la vérité. Et après tout, que conclure de la pratique particuliere de M. Procope Couteaux, à qui l'*émetique aura réussi dans la cure d'une fiévre maligne* [b] ? Estre de son sentiment, si l'on vient à consulter avec lui, de peur *que la dispute ne dure jusqu'au jour du jugement*, si on le contredit [c] : non, ce n'est point le vôtre qu'on cherche à suivre ; on ne conclut pas du particulier au général ; on vous laissera dans votre entestement, & l'on s'attachera

[a] *Page* 41. [b] Ibid. [c] *Page* 42.

à démesler le succès & les malheurs qui sont arrivez en pareil cas : certain que les succès ne sont venus que par une conduite fidelle & constante, & que les malheurs sont des coups inévitables que notre art ne peut parer, puisqu'il n'a pas le pouvoir de nous rendre immortels. Dites-nous, si vous trouverez par votre système un remede à la mort ? Si vous n'estes pas plus heureux, ne vous tuez pas vainement, le chemin frayé est toujours le plus sûr ; le système de la Trituration vous y mene, puisqu'il vous en faut un : c'est la nature qui s'explique, écoutez-la ; vous avez besoin de ses préceptes pour vous remettre, car vous estes bien égaré : aurez-vous de la peine à comprendre son langage ? vous l'avez bien vîte oublié : il y a quatre ans qu'il vous étoit si familier *, vous ne vouliez pas entendre parler de la fermentation ; à cette heure vous estes son défenseur. Quelle inconstance ! Si tous les quatre ans vous changez deux fois, & que vous pratiquiez quatre-vingts ans, il y aura un grand inconvénient à craindre : vos malades hazarderont quarante fois pendant cet espace de la nouveauté de votre expérience. Je ne m'étonne plus de vous voir confondre tout, nature, usage, expérien-

* *Voyez la These où il a présidé, suivant le système de la Trituration, je l'ai traduite à la fin.*

ce; de vous voir mépriser devoir & respect, & discourir inconsiderément sur ce que vous n'entendez point. C'est une preuve de la solidité de votre esprit, de la pureté de vos intentions, & de la bonne foi de votre pratique. Le Public qui pese judicieusement la force de vos raisons, qui tendent à renverser les fondemens de la plus saine Médecine, décidera lequel de nous deux travaille avec plus de succès pour son utilité; & il verra d'un coup d'œil, que la prévention, l'entestement, la malice même ont écrit contre des avis tres-sages que M. H. . . a mis dans sa préface; & comme ils sont tronquez, défigurez, mis hors de place chez vous, j'invite ce même Public de les examiner dans son livre, afin de vous porter le coup que vous meritez.

Examinons presentement le systême de la Trituration, c'est le fond de la question qui a donné occasion à votre Lettre; voyons s'il a des prérogatives sur le vôtre; établissons sa certitude, fondée sur des faits avouez & des véritez constantes, ce sont les conditions requises par M. H. . . pour établir la validité d'un systême. Ce n'est pas que j'aye aucun dessein de vous attirer de notre côté; on n'accorde point d'amnistie à des deserteurs tel que vous.

RÉFUTATION

des réfléxions de Monſieur Procope Couteaux, ſur le ſyſtême de la Trituration.

MOnſieur H. . . prouve par le ſyſtême que les parties ſolides de notre corps ont tout l'honneur du méchaniſme, que les fluides n'ont aucune part aux fonctions du corps humain, que le ſang par lui-même n'eſt capable de rien, & qu'il ne fait qu'obéir aux loix que les fibres lui preſcrivent [a]. Enfin, que la ſanté, la maladie, la guériſon ſont les effets du broyement & de la Trituration. Les preuves ſont déduites au long dans la Préface de ſon livre page 13. & les ſuivantes, auſquelles je renvoye le Lecteur. Je n'ai pas cette patience de M. Procope Couteaux, de copier mot pour mot ce que M. H. . . dit là-deſſus, afin d'en groſſir mon livre de quinze pages. Je cours à ſes réfléxions : il y a cependant quelques interlignes du cru de M. Procope Couteaux, dans le texte qu'il a copié, qui ne méritent pas qu'on y faſſe attention. Ce ſont mauvaiſes plaiſanteries, mots équivoques, je les paſſe. Ce commencement

a *Pages 44. & 45.*

de réfléxions ne débute pas mal, ayant fait voir par ses prémices qu'il en vouloit au systême de la Trituration, il tombe d'accord du fait d'abord. Il trouve seulement à redire que M. H. . . a trop allegué de preuves, qu'il *s'est épuisé à prouver ce qui n'est point en question* [a]. Pardonnez-moi, M. Procope Couteaux, toute l'économie animale est entretenue dans l'estat où nous la voyons par un principe certain & constant. Ce principe n'est autre que la disposition des organes destinez à faire les fonctions dont elle a besoin pour se soutenir; ainsi cette disposition de parties est ce qui doit le plus arrester nos considerations. Or elle consiste uniquement dans la structure des solides du corps, puisque c'est de cette structure que naît le mouvement en quoi consiste la vie. Les fluides sont contenus dans des tuyaux construits solides & en mouvement : ils n'ont d'autre idée, pour ainsi dire, que de suivre le penchant qui les détermine à couler. Ils sont divisibles comme toutes les autres liqueurs connues; ainsi estant dans des canaux qui poussent, pressent, battent, (ce qui se connoist par la structure singuliere qu'ils ont; ce sont deux plans de fibres qui les construisent; les longitudinales qui

[a] *Page* 60.

sont élastiques, les circulaires qui sont motrices) ces deux plans concourent à faire avancer la liqueur, & en même tems à la diviser, pour la mettre en état d'achever les sécrétions dont la nature a besoin pour soutenir l'économie du corps humain. Ainsi vous voyez que M. H. . . a tiré une conséquence juste, lorsqu'il vous fait voir que les solides ont tout l'honneur du méchanisme, que les fluides en relevent absolument, & qu'il ne veut pas leur accorder la moindre petite part dans tout ce qui s'y passe. Je vois à votre air que nous serions bientost d'accord, si l'on vous y donnoit place; qu'on pût concilier la Trituration avec la fermentation, vous ne demanderiez pas mieux, & vous cesseriez vos plaintes. Mais non, je n'aime point un tel voisin que vous. Je suis fort peureux; j'aurois à craindre de certaines explosions qui arrivent dans les liqueurs fermentatives, & qui vaudroient autant qu'un canon chargé à cartouche, qui nous obligeroit bien vîte à quitter la place & à vous ceder gain de cause. Ce ne seroit pas des *moineaux*[a] que vous extermineriez, ce seroit de véritables Philosophes. Vous estes admirable dans vos comparaisons, de comparer des raisons à *une batterie de canons*[b]! Vous avez l'humeur guerriere; je crois que les fer-

[a] *Page* 60. [b] Ibidem.

mentateurs vous ont pris pour leur champion : à la bonne heure ; nous allons voir s'ils ont bien réussi.

Voici la Trituration passée ; on prétend vous expliquer tous les phœnomenes de notre machine. La force des solides est suffisante pour les produire. Vous doutez vainement de leur force prodigieuse, car ils sont par rapport à celle des fluides comme de mille à un ; trois auteurs graves l'assurent, Pitcarne, Bellini, & M. H. . . chacun l'a calculé en son particulier. Ne prenez pas la peine d'examiner si leur calcul est juste, vous vous tromperiez ; car je ne vous crois pas bon Algebriste. Ce seroit vraiment un prodige, qu'à votre âge vous passassiez pour bon Physicien, excellent Praticien, & l'unique Barême du siecle ; il y a conscience ? J'ai déja fait voir que vous étiez neuf dans la pratique de Médecine : Pour la bonté de votre physique, elle se va manifester dans le *petit argument* que vous faites *à M. H. . . qui doit borner*, à ce que vous croyez, *le privilege qu'il accorde aux solides* [a].

Les fibres, dites vous, *sont des ressorts capables de dilatation & de contraction* [b], je l'avoue. *Tout ressort doit estre dilaté avant que de se resserrer, & la dilatation est la mesure de la force de la contraction* [c] : cela n'est

[a] Page 62. [b] Page 63. [c] Ibid.

pas vrai. Les fibres sont des ressorts animez bien differens de ceux que nous fabriquons de nos mains. L'ordre dans eux est juste, proportionné au mouvement qu'ils sont obligez de perpetuer. Le mouvement dans nous, qui n'est que la vie, doit estre un équilibre cadencé. Donc les ressorts qui l'entretiennent ne doivent pas l'emporter dans leurs actions les uns sur les autres. L'action qu'on remarque dans les ressorts est de contraction & de dilatation, & ce alternativement ; ainsi les deux sont égales en force. La fibre circulaire qui commence le jeu, se contracte & oblige l'autre à se dilater : la longitudinale qui est élastique poussée jusqu'à un certain point revient, & son retour qui est sa contraction dilate la circulaire à son tour, sans qu'il y ait supériorité de force ni dans l'une ni dans l'autre. Concevez que c'est l'égalité de force qui fait l'alternative de deux corps ; ces deux exemples vous le feront comprendre. Deux hommes de pareille force, grosseur & pesanteur, occupans chacun l'extrémité d'une poutre de douze pieds, mise en équilibre sur un pivot ; sitost que l'un des deux aura commencé le branle, vous verrez si la cadence ne sera pas juste, & s'ils ne s'éleveront pas réciproquement. Autre : Je prens une balance, elle est dans un parfait équilibre ; je ne donnerai pas *un coup de poing sur un des plats* pour exciter *un mouvement alternatif*[a], mais je mettrai cent livres pesant dans chacun des plats; alors aidant à l'un des deux à s'élever, vous verrez si le mouvement des deux plats ne sera pas alternatif avec une justesse admirable, & si de long-tems la balance reviendra à son équilibre. Le coup de poing que vous donnez sur un plat de la balance qui n'est point contrebalancé par son semblable, est la cause qui vous le fait voir diminuer à vûe d'œil; puisque rien ne les empêche de retourner à leur équilibre. Mettez dans un des deux plats cent livres, & dans l'autre cinquante; mettez un homme moins fort sur un des côtez de la poutre, ce ne sera plus un alternatif, ce sera simplement un mouvement déréglé qui finira bientost.

Si je vous ai fait voir par ces deux exemples en quoi consiste la justesse du mouvement alternatif, c'est pour imposer silence à vos objections réiterées touchant la distinction de *la force des fibres longitudinales en superieure, inferieure & égale à celle des circulaires*[b] : Vous trouvez de l'embarras par tout. *Inferieure ou égale? impossibilité de dilatation dans la circulaire; superieure? impossibilité dans sa contraction*[c]. Je ne trouve cependant point d'autres moyens

[a] *Page* 67. [b] *Page* 64. [c] Ibid.

pour les faire agir alternativement. Il est de fait que la circulaire & la longitudinale agissent de cette maniere sans s'interrompre jamais dans leur mouvement ; ainsi je pose leur jeu dans leur égalité de force. M. Procope Couteaux auroit-il une autre idée ? comme il n'y a que des solides & des fluides dans notre corps, s'imagineroit-il que ce sont ces derniers, qui frappant contre les fibres, leur communiqueroient cette cadence de mouvement que nous remarquons, qu'ils pousseroient pour estre repoussez. En ce cas la dilatation seroit la mesure & la force de la contraction ; nous n'aurions même besoin que de fibres longitudinales, & l'élasticité suffiroit pour cette méchanique, puisque nous trouverions un mouvement de pression dans le fluide. Il faut donc qu'il suppose que Dieu ait donné le premier mouvement aux fluides de notre corps, ce qui ne se peut croire, le fluide ne pouvant en renfermer l'idée. Ce sont toutes parties disjointes & contigues qui n'offrent à nos yeux qu'une masse facile à desunir & à partager, & par conséquent plus susceptible de repos que les parties solides. Supposons pour un moment qu'elle ait le mouvement qu'il lui attribue. Poursuivons jusqu'à la fin ce fluide dans les plus petits capillaires du corps : fera-t-il une pression assez forte pour dilater les longitudinales de ces vaisseaux ? Quoi, dans chaque capillaire, chaque petite branche, chaque échappée de ce fluide desuni de sa masse portera un caractere de mouvement ? Le croira qui voudra ; je ne puis m'imaginer que cette multiplicité se puisse concevoir. Si M. Procope Couteaux n'a pas une idée plus distincte des mouvemens de notre machine, je trouve sa physique pitoyable ; car ce fluide change tous les jours, & je parierois bien encore qu'il n'a pas une goute du sang qu'il avoit au moment de sa naissance : il s'est dissipé par la transpiration tant de fois réiterée, converti & passé dans la substance des parties solides ; rien n'est donc resté de ce premier mobile : tout ce qui le compose à present, ce sont des parties étrangeres, des alimens divisez, affinez & portez à la masse pour la perpetuer. Je ne connois donc rien dans le fluide qui me satisfasse & qui puisse entretenir ce mouvement perpetuel & alternatif. Retournons aux solides. Nous remarquons dans eux des instrumens réels & durables, un jeu alternatif & continu ; enfin nous y trouvons cette meule mouvante capable de broyer ; ou pour mieux m'expliquer, tout le corps est une machine à ressorts infinis qui tendent tous à la même fin, & qui agissent sans interruption pendant le cours de la vie : toujours en mouvement, membranes, vaisseaux, &c. Comme tout y est creux, tout y est rempli d'un fluide, puisqu'aucune machine ne doit battre *à faux*, sans quoi elle ne pourroit pas long-tems durer. Ce fluide est pressé, battu, poussé par tout, & rencontre en avançant même lit pour couler, & même force pour le broyer. Ainsi par cette méchanique vous voyez que la force ne peut estre dans le courant de la liqueur, mais dans les parois des canaux qui la contiennent. Les parois de ces vaisseaux sont construits de fibres circulaires & longitudinales, coupez à angles droits par les premiers qui les embrassent ; ainsi l'élasticité des longitudinales résiste à la compression des circulaires ; & cette résistance est le *medium* ou le point sur lequel elles se balancent réciproquement. Ainsi donc la force de leur jeu doit estre égale, mais alternative, comme dans les exemples que je vous ai rapportées.

Supposons maintenant, (vous me le permettrez bien, puisque j'ai souffert votre supposition pour vous complaire) qu'au premier instant de la vie, c'est-à-dire du mouvement, Dieu ait remué la fibre circulaire ; l'idée est bien plus raisonnable, puisque sa structure n'offre pas autre chose à nos yeux. La vie ne commence que par un battement, *Punctum saliens*, c'est le cœur,

Pourquoi a-t-il battu d'abord? c'est pour faire ce qu'il fait tous les jours tant de fois, c'est pour commencer la circulation du sang, c'est pour pousser & faire entrer une liqueur dans un canal. Or pour faire entrer, il faut pousser: donc le cœur a fait une pulsation pour faire entrer le sang dans l'aorte. L'aorte s'est donc dilatée pour le recevoir, elle a donc obéï à la contraction: donc la contraction est la premiere. Mais comme le cœur ne peut contenir qu'une certaine quantité de sang, il n'a donc poussé que ce qu'il avoit. La dilatation n'a donc esté qu'à proportion de ce qu'elle a reçu de sang: donc la contraction sera la mesure de la dilatation. Le cœur s'est vuidé à plusieurs reprises pour chasser & pousser tout le sang qui est dans le corps: donc la dilatation s'est faite autant de fois pour recevoir tout le sang, & c'est là ce mouvement alternatif qui établit le pendule de la vie. En ferez-vous faire autant au fluide pour s'échapper du cœur? si le mouvement lui est dû, il dilatera, & par conséquent il restera & n'entrera pas dans l'aorte, car le cœur ne se dilate que pour recevoir le sang. Si vous voulez qu'il ait pris son mouvement de plus loin pour dilater le cœur, afin qu'il se contracte & le chasse dans l'aorte; montrez-nous le lieu de la naissance de son mouvement: je vois bien qu'il est dans les eſpaces imaginaires. Vous m'objecterez, peut-eſtre, qu'il falloit que le cœur eût le ſang pour le pouſſer dans l'aorte; donc il y eſtoit venu : donc le cœur s'eſtoit dilaté pour le recevoir. Je vous répons, que tout eſtoit diſpoſé dans l'œuf à recevoir cette premiere impreſſion; les ſolides contenoient les fluides, & ces derniers eſtoient renfermez dans leurs canaux; ils eſtoient dans l'inaction, lorſque le premier mouvement a répandu ſa lumiere comme un ſoleil ſur ce petit monde, auſſitoſt les ſolides ont battu, & les fluides ont ſuivi la determinaiſon qu'ils leur ont fait prendre. Ainſi le cœur principe de notre mouvement a pouſſé, puiſqu'il n'a pas d'autre action que ſa contraction, la dilatation ne ſervant, pour ainſi dire, qu'à ſon répos. Le fluide eſtoit donc dans le cœur à la premiere pulſation.

Ainſi je conclurai, ſelon le ſyſtême que je viens de démontrer, que *les ſolides ſont auteurs du mouvement* [a]; que les fluides ne dilatent point les fibres; qu'ils n'entrent point dans la réſiſtance réciproque, que les longitudinales & les circulaires ſe font pour pouſſer, battre & preſſer le ſang, c'eſt-à-dire le triturer.

Donc *les ſolides ſeront abſolument les maîtres* [b], & les fluides leur ſeront ſubordonnez toute la vie.

a Page 68. b Ibid.

Donc les fluides n'entreront point dans le méchanisme du corps.

Donc *la force des solides sera par rapport à celle des fluides comme de mille à un* [a].

Vous concevez bien à present que je m'imagine *que tout se fait par les loix generales du mouvement , selon lesquelles mon explication est démontrée vraie* [b]; & que lorsque j'ai trouvé des causes secondes , telles que sont les ressorts de notre machine, je n'ai point eu recours à d'autres principes que ceux de la Physique ordinaire, pour expliquer ce qu'ils font. Il n'en est pas de même du premier jeu de la fibre ; comme mes connoissances sont bornées à cette matiere que j'apperçois , je ne puis aller au-delà , & j'ai raison dans le système des solides de reconnoître Dieu pour le premier auteur de la premiere matiere & du mouvement qui lui est attaché. Cette premiere matiere figurée en fibre chez moi, porte ce caractere indelebile du Créateur que l'homme ne peut comprendre : donc le premier jeu de la fibre à l'instant de notre vie, ne peut s'attribuer qu'à lui, ce que vous seriez obligé de reconnoître admettant le mouvement dans le fluide ; mais je vous en ai démontré l'impossibilité. Il ne s'agit donc plus de fluide que pour

a *Page* 67, b *Page* 68.

couler dans des canaux faits exprès, & pour estre broyé & trituré par les solides. Le principe que j'établis est certain, c'est une vérité incontestable; c'est la Trituration qui est auteur de tout ce qui se passe chez nous dans l'état de santé. Jamais physiologie n'a esté plus simple, plus nette, & plus conforme à la nature. Plus de confusion dans les facultez, dans les fonctions, dans les sécrétions : plus de contradictions dans les accidens tels que sont les couleurs, les saveurs & les odeurs. Le mouvement fait tout, les solides le conservent : c'est donc eux qui nous font vivre en santé; c'est donc eux qui nous rendent malades. Cause de santé, mouvement reglé des fibres : cause de maladies, mouvement déréglé de ces mêmes fibres.

Quand je dis que ce sont eux qui sont cause de maladies, je n'entends pas cause premiere, je serois ridicule de le penser; la nature a trop de soin de son ouvrage pour prendre plaisir à le détruire elle-même. Mais comme la cause premiere que je vais vous expliquer tout à l'heure, ne trouve point d'autres moyens pour s'introduire que ceux que la nature employe pour se conserver, qui sont les fibres; elle se glisse à l'abri pour nous faire tout le mal possible, & les fait servir de causes secondes. Dites-moi, M. Procope Couteaux, ce langage n'est-il point trop *empoulé*, trop *métaphorique*[a] ? N'est-ce point à votre avis *une fable*[b] ? Vous appellez du même nom ce que vous avez de la peine à comprendre. Si c'est une fable, elle couvre des véritez : à l'application. Qu'est-ce que maladie ? Ce n'est autre chose que les fonctions lezées. Que veut dire une fonction lezée ? N'est-ce pas lorsqu'une partie du corps destinée à faire une digestion, une sécrétion, une séparation, ne la fait pas comme elle le doit faire ? C'est donc un mouvement déréglé. Il n'y a que les fibres qui font ce mouvement : donc la cause de ce mouvement déréglé que j'appelle maladie, parce qu'elle blesse la fonction, est dans les parties solides.

Ce seroit souffler le froid & le chaud ensemble, que de vouloir persuader que la cause qui nous conserve, aide à nous détruire. Si les solides font nos maux, c'est malgré eux, ils y sont forcez par une cause étrangere, & d'autant plus qu'ils y sont soumis par une loi indispensable. Notre machine s'useroit infailliblement, & par ses frottemens continuels, & par la dissipation de ses sucs qui s'évaporent en fumée, si elle ne tiroit de quelque endroit de quoi fournir à cette dépense. Les alimens que nous prenons, réparent ses pertes ; mais

[a] *Page 70.* [b] *Page 74.*

ces alimens causent aussi sa ruine. Ce sont des étrangers que nous admettons sans sçavoir d'où ils viennent : nous n'examinons pas souvent leur condition, leur âge, leur nature, leur proprieté, leur nombre, leur poids ; nous les accumulons même avec précipitation & sans choix, ainsi ces hôtes admis imprudemment, troublent notre économie par le tumulte qu'ils causent dans cette premiere entrée. L'estomac les reçoit ; aussi s'apperçoit-il de la faute qu'il a faite : impuissant à les rendre & les ranger dans l'état qu'ils devroient estre reçûs, parce qu'occupant par leur volume trop de place & pesant sur son fond extraordinairement par leur poids, ils empêchent la dimension que les fibres doivent prendre pour les broyer comme il faut. Ainsi la fonction de coction est blessée : voila la maladie. Les fibres de l'estomach font mal cette fonction : voici la cause seconde & efficiente dans nous ; & la cause premiere est la quantité de cet aliment qui affecte la fibre. Mal conditionné, mal choisi, il irritera les fibres, précipitera leur mouvement, interrompra leur action. Nous en dirons autant des autres choses non naturelles qui nous affectent perpetuellement, & sans lesquelles nous ne sçaurions vivre. L'air fera la même chose, s'il est trop pesant, trop vif, empesté même ; toutes causes premieres des differentes variations & des écarts des fibres dans la proportion des mouvemens qui leur sont necessaires pour bien faire les fonctions. Les passions qui ne sont que des mouvemens, font bien connoistre le pouvoir qu'elles ont sur les fibres, puisqu'elles ne s'expliquent que par la voix, le geste, les yeux, & les changemens qui arrivent au visage; toutes choses qui peuvent à l'instant déranger leur économie, si elles passent les bornes. Le cœur ce principe de mouvement ressent le premier les effets de cette intemperance; ce qu'on remarque dans les douleurs véhémentes & dans les joies inesperées, puisque souvent la vie est en péril de sa forte contraction dans les premieres & dans les dernieres de sa violente dilatation. Pour l'exercice, vous conviendrez avec moi qu'il n'attaque que les solides : ils ont l'honneur du champ de bataille : ils ont la force requise pour bien s'en acquitter; aussi éprouvent-ils les premiers la folle ardeur qu'ils poursuivent en en prenant trop; ils succombent & ne sont plus en état de faire ce à quoi ils sont destinez. Il n'y a chez nous que solides & fluides, ils sont donc cause efficiente de maladie, puisque la lassitude qui est la maladie, est produite par la fibre outrée qui ne broye pas le sang comme elle devoit, le fait séjourner dans la partie, parce que ses directions sont changées par cette Trituration vitiée : ce qui nous donne cette sensation douloureuse ; cause étrangere ou premiere, occasionelle, si vous voulez, l'exercice immoderé ; cause seconde & efficiente, le solide de notre corps.

Je conclurai selon ce principe, que M. H. . . a raison d'établir la cause de nos maladies dans les solides. Et comme la fonction des solides en santé est de parfaitement broyer & triturer, ils feront la même chose en maladie, mais elle sera vitiée & dérégléе, puisqu'il n'y a pas deux moyens ni deux mouvemens dans notre machine.

Je n'aurai pas de peine à vous prouver que *la maladie est un effort de nature pour exterminer la matiere morbifique, & soulager le malade* [a], non pas à cause que Sydenham la définit de même, *naturæ conamen :* [Je me ferois un honneur de suivre les traces d'un si grand Praticien, & de révérer ce qu'il dit comme autant d'oracles infaillibles] mais parce que la consequence de mes principes me force à penser de même que lui : en effet les fibres de l'estomac estant comme forcées d'admettre cet aliment qui les violente & qui les empêche de le broyer comme il est necessaire : (vous me permettrez d'en revenir là.) je suppose, comme il

a *Page 71.*

est tres-probable, que l'origine de presque la plûpart des maladies vienne de la faute de ce viscere ; les fibres des intestins montées à l'unisson des premieres, puisqu'elles en sont une continuité, le reçoivent & le poussent de la même maniere ; tous les canaux qui l'admettent dans le sang, tous les détours qui l'y conduisent, ayant même continuité de mouvement, se ressentent de l'alteration du premier moteur, poussent, pressent, battent déréglément cet étranger, lequel parvenu au centre mal digéré, remplit tout de confusion.

Effet trop dangereux d'une cause innocente qui fait quelquefois de vains efforts pour chasser & guérir le mal qu'elle s'est procurée ! quelquefois est-elle assez heureuse pour s'en débarrasser ; car vous devez estre persuadé que la nature ou la fibre tend toujours à retrouver le point dont elle a esté écartée, & c'est en quoi consiste cet effort. Il n'y a que dans la maladie qu'il se trouve, qu'il doit le faire, c'est la partie qui a le mouvement ; donc la maladie n'est autre que *naturæ conamen*, pour chasser le mal. C'est donc un bien que cet effort, car on n'est jamais si près de la santé qu'en maladie, non pas que la maladie soit un bien ; mais comme elle attaque précisément la fibre, celle-ci se tourmente pour s'en délivrer, & c'est un bien pour nous quand elle attrape son ton.

Nous ne pensons pas aussi legerement que vous voulez nous le faire accroire; *Que de l'union de la matiere morbifique avec le sang, il en résulte un mouvement que nous nous avisons d'appeller effort de nature* [a]. Comment l'entendez-vous? nous qui croions fermement que le sang est un eau capable de prendre toutes sortes de vices si elle n'est remuée & poussée, suivant ce proverbe, *Vitium capiunt, ni moveantur aquæ;* nous nous serions tellement égarez que d'enfanter une idée si bizarre? c'est bon pour vous, qui non content d'admettre un génie dans le sang pour le conduire dans toutes les extrémitez du corps, & pour l'aider à s'échapper de sa prison en rosée, par les sécrétions de sa surface, lui trouvez encore une résolution admirable pour écarter de son domicile la matiere morbifique qui s'y est introduite. De l'union de deux liquides qu'en résulte-t-il? La même chose que du confluant de la riviere de Marne avec la Seine, qui coulent ensemble amiablement pour venir traverser Paris, & qui à leur jonction n'ont pas dérangé le moindre petit caillou. C'est le sort de tous les liquides de suivre le penchant qu'ils rencontrent, & quand vous assembleriez tous

a *Page 71.*

les fleuves, toutes les rivieres du monde, vous n'apperceveriez pas de leur union autre mouvement que la propension de couler, que la pente de leur lit leur donne. Ainsi ne nous faites point auteurs de votre *petit conte de Fés*[a] : c'est dans le solide qu'il faut remarquer cet effort.

Je reprens donc ce chyle fait d'un aliment mal digéré, mal broyé; je le fais entrer par la circulation dans la masse du sang. Les fibres du cœur prendront un mouvement plus violent, parce que les surfaces qu'il offre font obstacle à son mouvement direct, donc le cœur aura un mouvement vitié. La diastole se fera suivant la même teneur : les solides veulent bien broyer, puisque c'est leur action, mais ils broyeront trop vîte, & n'avanceront gueres; car on va mal quand on se presse. Toute l'économie se ressentira de cette célérité; voici la fiévre allumée. La fiévre est donc un redoublement de Trituration; pour cela elle n'en est pas meilleure. Toutes les fibres tendent cependant par la vitesse de leur mouvement à broyer & à triturer ce qui les empêche de se remettre au niveau : battre & presser également, est une trituration parfaite en santé; battre & presser violemment, est une trituration en maladie, mais vitiée, déréglée, redoublée. *La fievre est*

a Page 73.

donc

donc un combat où la nature oppressée se souleve, elle met tout en usage pour s'en débarrasser, elle lutte vigoureusement contre le mal : Naturæ molimina tonica. *Les fibres se revoltent donc lorsqu'une force étrangere les violente, elles s'irritent à l'encontre, elles se bandent & s'efforcent de battre pour rompre l'obstacle qui s'oppose à leur puissance.* Vous appellez un *style figuré & poëtique*[a], ce que nous voyons tous les jours arriver dans la fievre. Le poux est élevé, les vibrations des arteres sont donc plus vives. L'inquiétude où se trouve le malade, les battemens dans la teste, tous ces symptomes *ne réveillent*-ils *aucune idée*[b]? Nous n'avons pas accoutumé de surfaire comme font les Marchands & les Poëtes, & notre description est juste & naturelle.

Les sons que vous faites entendre sont bien differens, ils ne donnent aucune harmonie; c'est M. Procope Couteaux, dont la diction effarouche, il est aisé d'en juger.

Pour donner plus d'éclaircissement au texte de M. H. . . que j'allegue cy dessus, il l'explique à sa mode; il le met à sa portée; il n'entend pas ce que veut dire *un combat que la nature donne*[c]; aussi ne comprend-il rien à la Trituration. *Les fibres*, dit-il, *sont simplement des fibres*[d]; il ajoû-

[a] *Page 73.* [b] Ibid. [c] *Page 74.* [d] Ibid.

tera, quand il le sçaura, qu'elles sont mouvantes, que c'est d'elles dont je veux parler, & que la nature ou leur structure est la même chose; que je ne connois point de *nature distinguée* [a]; (aussi ce que dit M. H.. n'en fait pas mention) que la conséquence est juste, lorsque nous disons que la fiévre est un battement, une pression, une trituration, c'est l'induction qu'on doit tirer de ces prémices. Le commentaire de M. Procope Couteaux sera moins net, notre periode n'est point fardée, elle n'a pas besoin *qu'on la défarde*, ou qu'on lui ôte son fard pour la voir au naturel. Il prétend encore que *ce sera un terrible éboulement que de nous faire descendre au langage vulgaire* [b]. Que prétend-il, nous faire casser le col? Nous ne descendrions pas par un escalier qui ébouleroit, nous tomberions sans ressource. Qu'ai-je dit, connoist-il la force des termes & la valeur des mots? N'importe, humanisons-nous pour le satisfaire; voyons ce qu'il nous demande.

Ceci est fort embrouillé. *Le sang devenu plus épais, ou bien occupant plus de volume, résiste & fait obstacle à la contraction de l'artere* [c]. Outre que ce passage est alteré, c'est qu'il est hors de place. M. H.. dit bien que dans les grandes maladies cet

a *Page* 73. b *Page* 74. c Ibid.

épaississement est une disposition inflammatoire. Le sang devenu solide oppose par son poids & sa masse une résistance extraordinaire à l'impulsion du cœur & des vaisseaux ; & par cette raison les arteres redoublent leurs battemens dans les fiévres qui accompagnent ces maladies. Ce n'est point là la question : nous parlons de fiévre qui commence à l'occasion d'un aliment mal digeré ou de quelqu'autre cause. Nous ne disons pas que le sang soit devenu solide, & fasse obstacle au battement de l'artere ; mais nous convenons que le chyle imparfait arrivé au cœur outre ses fibres, & que ce redoublement allume la fiévre ; pour cela il n'est pas encore épaissi, ce sera dans la suite, lorsque la fibre lui fera prendre des écarts, des détours, des saillies éloignées de ses directions naturelles ; il séjournera, s'épaissira, & faisant plus de masse, roulera plus pesamment dans ses canaux, qui se violenteront d'autant plus que ses parties seront plus pesantes : caractere funeste de maladie dangereuse ! Prouvez M. Procope Couteaux, que l'épaississement du sang est cause de la fiévre, je dirai que je prens l'effet pour la cause : mais si la fiévre qui commence, continue un espace de tems suffisant pour rendre épais ce sang, & faire une grande maladie ; je répondrai que c'est vous qui prenez le change, & que le redoublement de ſyſtole qui frappe le ſang diverſement de ce qu'il faiſoit en ſanté, eſt la cauſe qu'il ſe fourvoye, qu'il s'arrête, & qu'il devient épais. Ce ſera donc l'effet que ſon épaiſſiſſement, puiſqu'il ne s'apperçoit tel, qu'à la longue. Comment pouvez-vous donc dire que l'épaiſſiſſement du ſang ſoit cauſe de maladie? Il faut que la cauſe précede l'effet. Peut-on s'imaginer qu'une liqueur s'épaiſſiſſe tout d'un coup d'elle-même? Une liqueur encore comme le ſang, qui eſt toujours en mouvement, pour obliger les fibres à ſe contracter plus violemment. Quel pauvre raiſonnement? Vous en avez certainement une autre idée. *L'épaiſſiſſement du ſang faiſant obſtacle à l'artere, l'empêche de ſe contracter autant qu'elle faiſoit auparavant; & ſe contractant moins, elle ſe dilatera plus frequemment, &c* [a]. Quelle méchanique? Qui tombe d'accord avec vous de ce fait, pour le poſer ſi hardiment pour principe? Ne vous ai-je pas démontré que l'action & la réaction eſtoient égales; & que par conſequent la dilatation plus fréquente ſuit de la viteſſe de la contraction. Celle-ci ſert de guide à l'autre. Quoique la dilatation ſoit plus fréquente qu'en ſanté, elle ſuit neceſſairement du redoublement de ſyſtole, puiſque ſuivant la méchanique de

[a] Page 75.

leur structure, le point d'appui que la longitudinale a sur un des angles de la circulaire, fait voir qu'elle ne peut se dilater si promptement qu'à cause que cette derniere se contracte de même. Ne pensez pas qu'en maladie les mouvemens des fibres soient plus dereglez qu'en santé; c'est une alternative de coups réciproques, mais plus redoublez pour vaincre la résistance des fluides, pour les meurir, les digerer & les disposer aux sécrétions, en quoi consiste la guérison. La consequence que vous tirez ensuite, est aussi ridicule que vos prémices: *Donc le sang doit estre regardé comme auteur du mal, & non les fibres* *. Oui bien si l'épaississement du sang venoit de luimême; mais comme ce sont les fibres qui ont donné lieu à son épaississement, comme je vous l'ai prouvé ci-dessus, les fibres se violentent davantage par l'opposition du sang qui a pris plus de masse par leur faute; ce que j'accorde dans les grandes maladies. Suivons: Que fait le sang alors? Il est trop épais, incapable de mouvement; cependant la fiévre est violente, les douleurs de teste, les insomnies, les phrénesies, les convulsions, les délires, les hémorrhagies, tous ces maux peuvent-t-ils s'attribuer à une cause si peu agissante, si pesante, si dormante? L'alteration, les dé-

* *Page 73.*

jections continuelles & fœtides, les vomissemens, tous signes qui dénotent que toutes les fonctions du corps sont universellement souffrantes? Que penser? Où recourir? A ce qui fait ces fonctions. C'est au mouvement, c'est donc aux solides, qui nonobstant le sang épais battent toujours, & battent plus fort. C'est donc eux qui sont cause que les fonctions souffrent; c'est donc eux qui sont cause efficiente du mal. Que fait ici ce sang lourd? Il sert de cause occasionnelle, & ne participe en aucune maniere à l'effet que produit la cause efficiente, puisque l'effet est la fonction lezée. Concluez donc avec moi que voila votre philosophie retrouvée; que M. H. . . ne s'en est point écarté, qu'il sçait toutes les rubriques de l'Ecole; qu'il ne va pas de College en College argumenter pour apprendre la maniere de pousser un syllogisme dans les formes; & que l'étude de son cabinet lui fournit plus de netteté pour exprimer ses idées, que les subterfuges étudiées d'un syllogisme en Baroco. Qui peut produire tous ces horribles symptomes, qu'une cause qui est toujours en action? qui nonobstant l'obstacle d'un fluide si tranquille, ne cesse pas un moment de battre, presser & triturer, & qui à la fin vient à bout de cet ennemi intestin, le rend fluide & l'oblige à ceder à ses efforts ? Il faut bien avouer que la force des solides est infiniment supérieure à celle des liquides, qui malgré la résistance de leur épaisseur & de leur poids obéissent. Donc en maladie tout est en trituration, en broyement : donc la fiévre est une trituration redoublée.

N'accordez-vous pas que *les fibres sont plus dilatées, & que leur dilatation se rëitere plus souvent**. Il s'ensuit donc que leur contraction se fera autant de fois, puisqu'elles ne se dilateront pas à moins qu'elles n'ayent esté contractées : vous croyez que leur dilatation plus fréquente vient de l'obstacle de la liqueur ; & moi je vous dis & repete qu'elle suit de leur contraction redoublée, occasionnée par la résistance de l'épaississement du sang ; ainsi les coups redoublez des arteres sur ce fluide épais équivalent au moins, à mon avis, la force de leurs battemens naturels : donc en maladie les sucs seront pressez, battus, triturez. Je ne fais aucune attention à votre *petit détail :* toutes les comparaisons que vous faites chopent extrémement ; elles sont remplies d'absurditez manifestes. La preuve de ce que je dis, est tirée de votre raisonnement ; la voila : *Il est certain que plus un ressort est dilaté, plus il se contracte, & plus sa contraction est forte, lorsque la*

* *Page* 78.

cause de la dilatation cesse ; mais tant qu'elle subsiste, ou qu'elle ne s'en éloigne que peu, la contraction ne se peut faire, ou du moins sera plus petite [a]. Vous posez un faux principe ; c'est une fausse méchanique, une analogie peu convenable. Vous voulez faire servir de modele les ressorts que vous faites & que vous avez mal copiez d'après nature, à celle qui vous en a donné la connoissance : ce n'est pas sur vos machines qu'elle se regle ; apprenez d'elle à rectifier vos ressorts, ils sont imparfaits, le mouvement leur manque, c'est le principe de la justesse des siens. N'est-il pas vrai que les ressorts que nous fabriquons sont tous élastiques ? Et quand nous les voulons faire jouer, il faut un autre corps étranger & solide pour appuyer dessus ou pour les tirer, s'ils sont faits en spirales. Qu'inférer de là pour les mouvemens des fibres du corps ? Donc le volume épais du sang faisant obstacle au retour de la fibre dilatée, la contraction sera moindre ou de nul effet. Donc la fibre ne pourra plus pousser le sang, le presser, le triturer ; donc le sang restera dans un engagement mortel : donc l'animal périra faute de circulation. Voila justement la conséquence qu'on en doit tirer. Dans notre supposition, graces à Dieu, ce ne sera pas la même chose. Le volume,

[a] *Page* 78.

le poids, la masse du sang épaissi roulant plus pesamment, violente les fibres motrices qui prennent plus de ressorts pour le pousser; ainsi poussé, il est reçû par les élastiques qui le pressent d'autant plus violemment, que les fibres circulaires sur lesquelles elles sont appuyées, les auront resserrées & tirées à elles; & leur retour sera d'autant précipité vers leur point de repos, que leur contraction aura eu un mouvement violent. Le fluide sera donc plus pressé, plus poussé, plus battu; la fiévre sera donc une trituration redoublée: ainsi la dilatation ne sera pas plus fréquente & plus réïterée que la contraction, puisque cette derniere violentée par une partie du fluide épais qu'elle pousse & que l'autre reçoit, cette quantité ne fera pas un plus grand obstacle à la dimension de celle-ci, qu'elle en a fait à l'autre. Ainsi parité dans le volume, parité dans l'obstacle, parité dans l'action du ressort des deux fibres. Si le sang tomboit à plomb sur les fibres, la dilatation pourroit en ce cas subsister plus long-tems, & la contraction ne se pourroit faire sitost; mais le sang ne fait que passer & rouler dans les canaux qui le contiennent: ainsi le mouvement des parois se modele sur la résistance du fluide qui parcourt le canal; & comme en maladie la résistance est plus forte qu'en santé, puisque le sang est plus épais, les fibres des parois des vaisseaux prendront plus de ressorts, puisque le diametre du canal est plus élargi.

Continuons : Examinons votre comparaison pour prouver que *la force d'un ressort consiste dans un certain point marqué, & qu'en deçà & qu'au delà il ne peut le faire* *. Comment donc ? vous vous tirez d'affaire par un coup de canon pour assurer vos raisonnemens. J'ai peur que vous ne vous serviez d'un instrument qui vous sera infidele, car je crois que vous n'en avez vû qu'en peinture, aussi ne connoissez-vous ni sa portée ni son effet. La portée d'un canon est le point où le boulet parvient sans quitter la ligne de direction : sitost qu'il y est parvenu, il décline, & forme une parabole en décrivant la ligne qui le conduit à son repos. Il ne faut pas estre grand sorcier pour s'imaginer que sur l'autre costé de la parabole il n'aura pas la même force qu'il avoit parcourant la premiere partie, puisqu'il n'a plus cette direction de mouvement en quoi consiste sa force ; mais de vouloir me persuader que ce point marqué où il est parvenu, soit l'endroit déterminé de son plus grand effort, l'expérience y répugne. On bat en bréche de deux cens toises ; il fait effet : on appro-

* *Page 79.*

che le canon ſur la contreſcarpe, & l'on bat plus fortement la courtine; auſſi l'éboulement eſt-il plus conſiderable. Si à deux cens toiſes il faiſoit plus d'efforts, nos Généraux & les Ingenieurs auroient tort de l'approcher. Marque qu'un canon en deçà de ſa portée ordinaire fait un plus grand effet; preuve qui conclut en ma faveur, que plus l'obſtacle ſera près, plus le preſſement & le battement de l'artere fera d'impreſſion ſur lui. Il reſulte donc en raiſonnant ſur mes principes, & ſuivant la demonſtration que vous avez voulu faire, que la Trituration dans la fiévre, bien loin d'eſtre rallentie, eſt tout-à-fait redoublée.

C'eſt ainſi que par des raiſonnemens qui n'ont d'autre fondement que la paſſion ou la compaſſion que M. Procope Couteaux a pour un ſyſtême ſi décrié, tel qu'eſt celui de la fermentation, il hazarde tout ce qu'il ſçait de Logique, de Phyſique, & de Médecine, pour perdre de réputation la Trituration. Ce que je trouve de ſingulier dans ce vaſte projet qu'il médite, c'eſt qu'il ne craint point de s'attirer par ce commencement de production, la haine de ſes confreres, le mépris des gens ſçavans, & la riſée du public. Ce n'eſt pas le ſuccès que ſes ſectateurs s'eſtoient promis de la liberté de ſa plume. Satisfaits du ſtyle badin & ironique de ſa lettre, ils ont crû que cette superficie engageroit tout le monde à pencher de son côté : instruits par eux-mêmes que la plûpart des hommes ne donnent que dans l'écorce des choses, & que pourvû qu'on ait l'art de l'habiller d'une mode qui plaise, on est presque sûr de réussir ; c'est ce qu'on appelle vulgairement crême fouettée, dont les petits maîtres en sciences se nourrissent sans s'en rassasier.

Malheureusement pour eux, je suis tritureur : il faut du solide pour me satisfaire. Où le trouver ? dans M. Procope Couteaux, qui combat la science des solides ? Encore de quelle maniere, ses armes sont si fragiles qu'elles se brisent en mille pieces contre la moindre de nos résistances ? On l'a bien remarqué jusqu'ici ; je vais dans ce qui reste faire en sorte, sans beaucoup d'efforts, qu'il ait tout lieu de se repentir de nous avoir attaqué.

Je ne m'arrêterai pas à faire voir ses contradictions, tout en est plein ; je perdrois le tems vainement. Pour ses répétitions ennuyantes, je les laisse, elles me fatiguent trop ; ce que j'ai dit suffit pour les détruire entierement. Je passe à l'examen d'une question plus épineuse qui donne matiere aux réfléxions convaincantes de M. Procope Couteaux ; c'est le méchanisme du sang. Nous disons qu'il est essentiellement une lymphe. Guillelmini l'a prouvé, M. H. . . le cite, M. Procope Couteaux s'y oppoſe, & ſe ſoucie fort peu de *cet auteur, & de tous ceux qui rempliſſent les marges du livre de M. H. . . Il a appris à ſecouer le joug, & ce n'eſt point la mode de jurer par les paroles du maître; car nous n'avons pas de ſaints Peres en Médecine. Il ne nous faut payer que de raiſons; les témoignages ſont ſeulement de poids en Theologie* [a]. Ne diroit-on pas en liſant ceci, que M. Procope Couteaux va nous donner une définition exacte & mathematique de ce fluide? Qu'il nous va faire toucher au bout du doigt ce que c'eſt que le ſang? Point du tout. *Paſſons*, dit-il, *à Monſieur Hecquet, qu'il ſoit une lymphe* [b]. [Contredits merveilleux, qui doivent lui faire gagner ſon procès au rapport de ceux même qui s'intereſſent pour lui?] J'en ſuis d'accord: peut-eſtre nous veut-il prendre par nos propres paroles: *Voyons ſimplement* avec lui *ſi cette lymphe s'épaiſſit par le moyen de la Trituration* [c]: c'eſt ce qui me ſera fort facile de prouver; mais il faut rapporter au juſte le texte de M. H. . . Le voila.

Cette lymphe ne ſe conſerve fluide, legere & coulante, qu'entant qu'elle ſe dépouille regulierement tous les jours de cette quantité de ſucs qui ſont deſtinez à la nutrition & à la tranſpiration, qui mon-

a *Pages* 89. & 90. b Ibid. c Ibid.

tent à plusieurs livres. Au contraire elle devient lourde, pesante & épaisse, si par quelque cause que ce soit, elle cesse de s'en décharger. L'épaississement du sang ne vient donc que de la retenue des sucs nourriciers. Or cette retenue peut venir de trois causes : 1°, parce qu'il entre dans les vaisseaux plus de sucs que cette lymphe n'en peut admettre ; puisqu'une liqueur ne peut se charger que d'une quantité de matiere étrangere. 2°, Parce que la lymphe ne peut se décharger de tout ce qu'elle reçoit naturellement. 3°, Parce que les issues de la transpiration sont fermées. Ainsi un excès de manger venant à surcharger le sang ou sa lymphe, l'appesantit & l'épaissit. 2°, La pression des vaisseaux ou leurs oscillations estant empêchées, suspendues, déréglées, le laissent croupir. 3°, La transpiration arrestée comble les vaisseaux des sucs qu'elle doit évacuer. Un sang donc trop nourri par l'abondance des viandes, ou par la succulence des mets, prend un volume insurmontable à la pression & aux battemens des vaisseaux. Un chagrin, un ennui, une disposition spasmodique ou convulsive tenant les nerfs en contrainte, interrompt ou suspend les battemens ou les oscillations ; mais sur tout les pores de la peau estant bouchez, font refluer dans le sang une quantité prodigieuse de sucs.

N'est-ce pas là démontrer ce que j'avois envie de dire pour contenter M. Procope Couteaux, car si l'épaississement du sang vient de la retenue des sucs qui devroient faire leur chemin, & ne pas rester dans la masse ; n'est-ce pas une consequence juste que les solides ont part à son épaississement, puisque cette retenue peut venir de trois causes ; d'une digestion outrée, vitiée, dereglée, qui admet trop de sucs & trop épais ; d'un chagrin, d'un ennui qui suspend ou interrompt l'action des fibres, & qui laisse croupir les sucs loin de les affiner ; mais sur tout une transpiration empêchée qui fait refluer dans le sang une prodigieuse quantité de sucs capables seuls de faire tous les épaississemens imaginables.

1°, Qui fait la digestion des alimens ? c'est l'estomac. Ses fibres ne pouvant avoir leur dimension necessaire pour faire un chyle affiné & parfaitement broyé, à cause de l'abondance des viandes que nous mangeons, il en resulte un suc épais qui entre dans le sang. Cause de ce chyle épais, sont les solides.

2°, Dans l'ennui, le chagrin, &c. les fibres du cœur se resserrent plus que de coutume ; le sang poussé déréglément n'est plus battu & pressé comme il devoit estre pour estre en état de nourrir les parties, & de faire la transpiration : il ne sort donc rien de la masse, ce qui le rend lourd & pesant.

Enfin les pores de la peau bouchez par une cause étrangere, source de nos plus grands maux, reportent au sang des sucs sans nombre, qui l'épaississent considerablement.

Ne remarquez vous pas dans tout ceci qu'il n'y a que les solides qui sont cause de son épaississement, en admettant & retenant des sucs, ou qui ne devroient point estre admis tels, ou qui auroient besoin qu'on les laissât passer pour en décharger la masse. Ainsi la cause de cette retenue, ce sont les solides ; l'effet, l'épaississement du sang. Il ne s'agit plus que de coller & rendre coueneux ce sang, j'aurai bientost fait.

Le sang prodigieusement accru & fortement poussé vers des issues fermées, [cet épaississement se forme sur tout quand les pores de la peau sont bouchez] se trouve entre deux puissances, lesquelles à force de le hâter l'arrestent. L'une est celle du cœur, dont l'impulsion redoublée le pousse en avant ; l'autre est la systole des artéres tout aussi redoublée que celle du cœur, qui le frappe, le presse, le pousse naturellement par les côtez. Or ce sang est continuellement plein de parties gluantes, fibreuses ou rameuses. En faut-il davantage pour lier ces parties & en former un suc gluant, coueneux, & mucilagineux ? Employe-t-on un autre artifice pour lier des brins de laine & en former une étoffe dense & serrée ? L'épaississement du sang est donc l'ouvrage des solides & de la trituration.

Pouvois-je conclure autrement de bonne foi ? Quoique vous fassiez vos efforts pour prouver que *le ressort des vaisseaux est impuissant contre une telle résistance* [a], il ne s'ensuit pas que les solides & la trituration n'ayent pas de part à son épaississement ; au contraire, si le ressort est impuissant, le sang demeurera long-tems sous les mêmes coups, & ces coups le durciront & le colleront assez pour en former un suc mucilagineux & coueneux, qu'on tire par la saignée dans les grandes maladies. Mais vous ne voulez pas *qu'il puisse le battre* [b]. Si le ressort est impuissant, donc la circulation manqueroit dans les grandes maladies : cependant l'on remarque que les battemens du cœur & des arteres sont plus précipitez. Ils battent donc toujours, mais ils battent mal, parce que le ressort est impuissant contre une telle résistance : ils poussent toujours, mais ils poussent mal ; ils pressent toujours, mais ils pressent mal : pousser, battre & presser, est trituration ce me semble, mais trituration vitiée, ou-

a *Page* 91. b Ibid.

trée, déréglée, c'eſt ce que je demande. Si elle eſt telle, le ſang plein de parties gluantes eſt frappé de toutes parts & arreſté dans ſon cours : en voila aſſez pour produire l'effet que nous voyons ; ainſi cette lymphe pleine de ces parties, à force d'eſtre hâtée, battue & arreſtée en même tems, ſe durcira. C'eſt comme l'on peut *durcir l'eau en la battant* [a] ; mais il faut que tout cet attirail que j'ai dit, ſe rencontre dans le ſang. Iſſues bouchées, ſucs par conſequent épaiſſis ; volume plus gros, réſiſtance valable, & reſſorts impuiſſans.

Mais à propos des *deux puiſſances, qui à force de hâter le ſang l'arrêtent* [b]. Il faut vous interpreter *cet arabe.* J'avouerai cependant que je n'ai point étudié les langues Orientales ; & je ſuis ſurpris qu'il y ait quelque choſe qui puiſſe échaper à la pénétration de votre eſprit.

L'une de ces puiſſances eſt celle du cœur, qui engage le ſang dans les arteres ; l'autre celle de ces mêmes arteres, qui par leurs battemens le preſſent par les côtez, & le forçent d'avancer, en quoi conſiſte la circulation. Celle-ci eſt ſuperieure de beaucoup à l'autre, & ſeconde cette premiere ; ainſi loin qu'il ſe trouve de la difference dans leur action, c'eſt cette unité contrebalancée par les iſſues fermées de la part

[a] *Page* 93. [b] *Page* 94.

des pores de la peau, qui fait que le sang n'avance pas, quoique poussé avec effort, & qu'étant plein de parties gluantes, ces coups sous lesquels il demeure long-tems le collent & le durcissent.

La remarque que vous faites que l'*impulsion du cœur n'est pas redoublée* dans les grandes maladies, *mais que sa systole est seulement plus frequente* [*], est bien un autre arabe que je n'entends pas. Il me semble que la systole du cœur n'est autre que son impulsion, puisque pour pousser le sang dans l'aorte, il est necessaire qu'il se contracte. Or se contractant plus souvent, il entrera plus souvent du sang dans l'artere; ainsi la frequence de la systole du cœur infere de necessité un redoublement d'impulsion, à faute de quoi il y auroit interception du sang contenu dans le ventricule, puisque le fluide éluderoit par là l'impulsion qu'on conçoit que la systole du cœur fait pour chasser tout le sang qui est contenu dans sa capacité. Vous ne trouverez donc pas mauvais que je vous apprenne que la contraction frequente du cœur est la même chose que son impulsion redoublée.

Demeurons-en là; aussi-bien M. Procope Couteaux a-t-il fait voir dans toutes ses repliques, qu'il n'entend pas la structure

* *Page* 94.

des parties, ni les mouvemens qui en résultent; à plus forte raison ignore-t-il les effets qui s'en ensuivent; car si le sang plein de sucs gluants par la faute des solides, devient épais & coueneux dans la suite; il ne sera pas cause des maladies, comme il le pense, puisque ce n'est que pendant la maladie qu'il devient tel: ainsi la maladie estoit déja faite avant l'épaississement; les solides estoient irritez avant, puisque par leurs battemens précipitez ils y ont donné lieu, comme je l'ai prouvé ci-dessus.

Me voici arrivé aux preuves qu'il apporte, qui doivent donner une entorse considerable au systême de la trituration. Ce sont quatre maladies entre celles que M. H. . . a prises pour donner une idée que les solides font nos maux, qui sont comme quatre batteries de canons chargez à cartouche pour nous prendre de tous côtez & nous battre en ruine. Je crois, M. Procope Couteaux, que c'est m'humaniser que de vous parler un langage que vous ne méprisez pas; vous vous en servez assez souvent dans votre Lettre, pour que je ne m'y puisse pas méprendre: voyons si nous avons tant à craindre de ceux-ci.

Des Rhumatismes sans fiévre.

ICI M. Procope Couteaux crie victoire; il croit que M. H. . . qui veut prouver que l'action des solides est cause des maladies, se trompe en disant dans celle-ci qu'un manque de trituration pourroit passer pour une cause dangereuse; mais il ne voit pas qu'il n'en parle que par conjecture, & qu'il n'établit pas dans ce manquement la cause des Rhumatismes, où le malade perclus & douloureux est d'abord sans fiévre, laquelle paroît sitost qu'on a saigné. Il assure plus positivement que cette absence de fiévre est moins un defaut qu'un delai ou suspension. Lisez, M. Procope Couteaux, tout ce que dit M. H. . . là-dessus, & n'imposez pas, en saisissant un mot que vous déplacez & que vous tournez à votre avantage, pour jetter dans les esprits une mauvaise opinion de la doctrine de celui que vous critiquez si mal à propos. Ce qui me surprend, c'est que malgré toutes vos finesses vous n'ayez pas d'autres repliques que des vers. Apparemment vous croiez que M. H. . . a mal conclu, & par dérision vous chantez ce Romance,

Cette preuve sans pareille
En sa faveur conclut bien,*

* Page 97.

Comme vous estes un Dom Quichotte, qui tentez les grandes avantures, apprêtez-vous d'estre interrompu. Un chevalier errant est sujet à bien des disgraces, il n'est jamais dans la même situation; je vais répondre pour lui, & finir ce quadrin,

Puisqu'on vous tient par l'oreille
Il faut ne ménager rien.

En effet la fievre est suspendue, parce que les fibres ont esté portées insensiblement au plus haut point de tension qu'elles peuvent atteindre sans estre forcées, à cause du volume du sang qui tient les parois des vaisseaux écartez; mais elle se manifeste lorsqu'on a diminué la quantité qui occasionnoit son interruption. Il est vrai que les oscillations subsistoient toujours, mais lentement; la circulation se faisoit, mais avec difficulté: ainsi le peu d'effort que les fibres faisoient sur le fluide, pouvoit estre réputé pour rien, & le malade souffroit de ce solide renfermé dans ses vaisseaux, à cause de la forte distension de leurs membranes, sans cependant entrer en syncope comme vous vous l'imaginez. Il faut que vous ayez des idées bien vagues & bien ambulantes des maladies, pour ne pas vous arrester à considerer un moment que le sang ne peut pas estre venu à son comble tout d'un coup. Que ce qui a précédé, suivi, accompagné, estoit déja maladie ou disposition prochaine à faire ce Rhumatisme, où toute l'habitude du corps est douloureuse; alors les fonctions sont lezées visiblement, c'est ce qui caracterise ce mal. Pour parvenir là, le solide petit à petit à causé ce dérangement, tantost admettant de certaines parties étrangeres ou nullement analogues à la masse, tantost en retenant de ces particules qui cherchoient des issues convenables pour en décharger le sang. Mais comme ces parties retenues n'estoient pas suffisantes d'abord pour occasionner toutes les fibres à se revolter & à battre violemment; la fiévre n'a pas paru dès ce commencement, quoique je sois sûr que le malade attaqué de ce Rhumatisme qui le rend perclus, a ressenti avant que le mal en vint là, des avant-coureurs qui pronostiquoient cette affection. Ainsi le volume du sang a pris le dessus, & les fibres ont esté insensiblement portées à cette tension qui les empêche de battre, pour digerer, broyer & chasser ce qui leur nuit. L'habile Médecin vient au secours; il sçait que la fiévre est necessaire pour empêcher qu'il n'arrive de plus grands malheurs, il fait saigner & oste ce fardeau insupportable aux fibres; leurs oscillations redoublent, la fiévre paroît : voici la nature qui reprend une fonction interrompue, suspendue, & qui travaille à triturer ces sucs qui l'avoient violentée. Dites-moi, Monsieur, qui trouvez que la siévre n'est pas un secours, y a-t-il dans la maladie d'autre instrument pour rendre les sucs épais coulans, & en état d'estre évacuez ? La nature a-t-elle un autre moyen ? & n'estes-vous pas un présomptueux de vous imaginer que les remedes que vous donnez souvent à l'avanture ayent tout le génie, toute l'énergie pour rectifier les desordres de l'économie animale ? N'est-ce pas les fibres qui les reçoivent & qui les admettent ? La nature les recevra-t-elle si elle ne les juge à propos, & puisque vous les donnez sans son consentement, croyez vous entrer dans ses vûes ? Non, vous n'en viendrez jamais à votre honneur, si vous ne l'écoutez. C'est elle qui vous crie dans les Rhumatismes, Otez-moi ce poids qui m'incommode, je sçaurai bien après rectifier ce qui est nuisible; j'ai mes instrumens, vous les connoissez. Nous saignons, ces instrumens paroissent, ce sont les fibres qui battent, qui pressent, qui triturent; c'est la siévre, dont elle se sert pour venir à bout de son dessein; nous révérons ce moyen qu'elle nous donne, & nous connoissons par là qu'elle n'a pas esté vaincue, puisqu'elle a encore tant de force pour repousser ses adversaires & les terrasser.

Oui, M. Procope Couteaux, *M. H...* comme

comme excellent praticien, a *vû, lû & trouvé* * *que le defaut de fiévre est une* grande & périlleuse *maladie?* Il a vû plus que vous ne verrez jamais de votre vie, que dans la petite verole, la fiévre de suppuration est necessaire ; & que quiconque veut l'étrangler par les saignées réiterées du bras, du pied, de la gorge ; par des émetiques, des cathartiques - émétiques, des cordiaux, & par tant d'horribles poisons, tue sur le champ le malade? Il a lû dans Hippocrate que la fiévre qui survient à la convulsion la guérit entierement? Il a trouvé que dans l'apoplexie la fiévre qui paroist, diminue la crainte, & appaise cet effroyable symptome? Que dans les maladies des vieillards elle est si utile ; que c'est un crime de l'étouffer? C'est donc une ressource que la fiévre, dit Celse, c'est l'instrument de la nature, que le Médecin qui est d'accord avec elle, doit bien ménager en certains cas.

* *Page 99.*

Des pasles couleurs.

C'EST une maladie de jeunes personnes qui leur arrive dans le tems que les parties solides se développent, s'allongent, se grossissent par l'apposition des sucs qui doivent leur donner un volume naturel. M. Procope Couteaux prend cette maladie pour une de celles où nous disons que les solides ont rendu le sang épais, coueneux, mucilagineux, ce qui doit ne s'entendre que des maladies aigues ; mais il se trompe entierement dans celle-ci, qui a toujours passé pour une maladie chronique, où il s'en faut bien que le sang ait les mêmes dispositions pour devenir suc épais en peu de tems. Il est bien vrai que si le développement est lent à se faire, il en résulte plus de sucs qui interrompent l'équilibre, & qui excitent les solides à battre plus fort qu'ils ne faisoient, non pas que cette violence durcisse & colle les parties du sang, puisqu'il ne se trouve pas accru du costé des sucs que le manque de transpiration apporte à la masse ; au contraire les issues sont libres, & celles qui en sont attaquées sont incommodées de sueurs qui les fatiguent incessamment. Ainsi comme dans les maladies aigues le sang coueneux ne provient principalement qu'à cause que les pores de la peau sont bouchez. Dans cette maladie au contraire les pores de la peau estant libres, les sucs qui s'accumulent à cause du peu de développement des parties solides, occasionnent leur irritation à ce point; que les solides par leur élasticité redoublée, fouettent le sang, le pressent si fortement & le divisent, qu'ils en font un suc affiné & leger qui s'échappe par les pores de la peau, par le nez, les yeux, la bouche, &c. ainsi de pareils accidens ne renferment que l'idée de pression, d'oscillation, de broyement; enfin d'une trituration du sang outrée, vitieuse, déréglée. Vous avez donc grand tort de dire que M. H. . . *souffle le froid & le chaud* [a]; puisqu'en expliquant toutes les maladies par la trituration, il fait voir que celle-ci ne participe pas moins de l'irritation des solides, que les maladies aigues dont il vous a donné une æthiologie si naturelle.

[a] *Page* 101.

De l'apoplexie.

VOUS trouvez encore que dans cette maladie M. H. . . ne tire pas *des conséquences justes*, qu'il *n'observe pas les loix de la Logique* [a]; & que pour parvenir à son but il renverse tout. Je ne sçais point si ce n'est pas plutost M. Procope Couteaux, qui ne s'embarrasse gueres de ces regles, qui confond la cause & l'effet, les prenant sans distinction l'un pour l'autre: vous en allez estre éclairci.

Il veut qu'*avant de tomber dans cet acci-*

[a] *Page* 102.

dent, on se porte bien : Le poulx est reglé, dit-il ; *celui qui en est frappé, tombe tout d'un coup comme abbatu d'un coup de tonnerre ; il est sans sentiment, sans mouvement, ses yeux sont fermez, la respiration seule, quoique lezée, est l'unique preuve qu'il n'est pas mort : comment s'imaginer que l'oscillation des fibres ait produit tous ces symptomes ? La cause doit précéder l'effet* [a]. Comment dites-vous, M. Procope Couteaux ? Ecoutez s'il vous plaist.

Comme la surabondance du sang trop nourri ne peut pas causer ce dérangement si précipitamment, & que dans notre systême je vous ai repeté mille fois qu'il ne pouvoit rien de lui-même, à moins qu'il ne soit remué, & que toutes les saillies qu'il prend dépendent des puissances qui le poussent ; il ne faut pas tant s'émerveiller, si nous disons que dans l'apoplexie la pression & le battement des arteres ont part aux engagemens mortels qu'il prend. On vous a déja instruit de la cause de la surabondance du sang, qui est un vice des solides qui l'entretient. Mais pour l'apoplexie elle ne doit immédiatement son origine qu'à leur extrême pression dans le cerveau.

Tous les vaisseaux sanguins de cette partie outrez par ce sang trop nourri & pe-

a Page 104.

sant, se contractent violemment; & par le racourcissement qu'ils procurent à leurs membranes, ils empêchent le fluide de passer, en diminuant le canal, l'étranglent, pour ainsi dire, & l'arrestent sur le champ. C'est dans ce sang arresté que consiste la maladie. Qui l'a arresté? Ce sont les solides. Ainsi ce sont eux qui sont cause efficiente de l'apoplexie, puisqu'elle n'est pas arrivée à cause du sang abondant & trop nourri, mais à cause que le sang abondant & trop nourri a esté arresté. Marque qu'il a esté retenu, c'est qu'il est trouvé polypeux après la mort : preuve qu'il a esté retardé dans son cours, & que le mouvement lui a manqué.

Des Ecrouelles.

LE *frottement s'accorde fort bien avec l'endurcissement des glandes.* Par exemple *la vessie, les poulmons, le cœur, l'estomac, &c. sont toutes parties tres remuantes*[a]. Cependant il arrive dans tous ces visceres qu'il s'y forme des matieres dures, & d'autres concrétions. Je trouve particulier que M. Procope Couteaux dise; Qu'on ne convient pas que *ces parties ci-dessus nommées se meuvent.* Si c'est une question,

[a] Page 105.

tous les Physiciens, tous les Médecins, & tous les Anatomistes qui auront de bons yeux comme moi, la décideront bien vite en faveur du bon sens, à moins qu'ils ne soient tous *systêmatiques*, & qu'ils ne veulent par des raisonnemens en l'air nous faire accroire ce qui n'est pas; en ce cas je les envoyerai tous avec M. Procope Couteaux étudier la nature dans le puits du Philosophe Démocrite. Ils y seront bien reçus; car il m'a dit autrefois qu'il le connoissoit particulierement. Quoi qu'il en soit, je vais expliquer cette maladie par la pression des solides, & par la trituration.

Elle attaque ceux qui vivent d'alimens grossiers; qui boivent des eaux limoneuses ou de neiges: ainsi dans ces sortes de personnes les sucs qui resultent de la premiere coction, estant moins purs à cause d'une digestion imparfaite causée par la pesanteur des eaux de neiges, la lymphe qui en sort sera moins limpide disposée à croupir & à s'engager dans les glandes. Alors les fibres de ces glandes outrées à l'occasion de ces sucs épaissis, batteront plus fortement ce qui fera naistre la fiévre; sans ce secours & cette précaution que la nature apporte pour tâcher de meurir & digerer cette humeur, elles deviendroient carcinomateuses ou malignes.

Il est cependant bien inutile de vouloir

vous donner une idée exacte de cette maladie, & copier les penſées & les paroles de M. H. . . on n'a qu'à prendre la peine de lire ce qu'il en dit dans ſa Préface, on ſera pleinement ſatisfait des doutes qu'on auroit ſur l'endurciſſement des glandes.

Je ne dirai plus que deux mots ſur ce ſujet qui concernent M. Procope Couteaux. Il ne s'eſt point démenti juſqu'à la fin; & dans l'examen de cette maladie, il confirme l'opinion que je veux donner de ſon érudition. Et n'en eſt-ce pas une preuve autentique que de s'étonner que nous diſions que la *Trituration qui dans l'état de ſanté produit une lymphe pure, belle & claire, cette même Trituration dans la maladie en augmentant de force, la rende épaiſſe & croupiſſante ? Il nous reproche ſon mauvais cœur, ſon mauvais naturel* [a], & il ne peut ſe perſuader qu'elle eût un deſſein ſi pernicieux, que de vouloir gâter ſon ouvrage. Beau début ? Conception merveilleuſe ? Ironie bien placée ? Ce ſeroit ici l'endroit d'expliquer que la ſanté eſt un équilibre entretenu par la force des ſolides & celle des fluides qui la contrepeſe : *Il trouveroit une contradiction* [b], parce que nous diſons que dans cet état la force des ſolides eſt à l'égard des fluides comme de mille à un; ne pouvant pas concevoir qu'un

a *Pages* 109. *&* 110. b *Page* 88.

petit volume de liqueur mis en un certain point, peut contrebalancer une force cent fois supérieure à lui. L'exemple du poids d'un peson qui fait équilibre avec cent livres pesant, quoiqu'il pese bien moins, pourroit le satisfaire. Bien plus le même poids fait équilibre avec une livre : cela ne prouve-t-il pas que quoique le sang soit beaucoup inferieur à la puissance qui le pousse ; il peut cependant lutter, s'exercer & contrebalancer cette supréme puissance des solides, & faire cet équilibre qui est necessaire pour entretenir la santé. C'est donc dans cet état que le fluide poussé, battu, pressé avec regle, poids & mesure, est parfaitement broyé & trituré. La lymphe qui est le terme de toutes les triturations, est claire, belle, limpide, rien n'y manque ; mais lorsque les solides par quelque cause étrangere ou non naturelle, afin que vous entendiez mieux les choses, sont forcez de rompre cette union & cette correspondance, n'y ayant qu'eux qui soient capables de le faire à cause de leur extréme force, tout sort hors de niveau ; ce petit volume ne fera plus équilibre, le point est perdu où il devoit se tenir pour contrebalancer. Le solide ne trouvant plus rien qui lui résiste, précipite son mouvement, pousse, presse, bat, triture déréglément ; les sucs prennent des routes inconnues, ils s'égarent, se confondent, rien ne se sépare, tout s'épaissit. La lymphe aura-t-elle meilleure fortune que les autres; elle deviendra croupissante & épaisse, & les glandes s'engorgeront. Il y a bien de la difference, comme vous voyez, entre la trituration naturelle & celle qui est vitiée, déréglée, & qui n'arrive qu'en maladie. Ainsi cessez votre étonnement, *cette mere* aura soin de *sa fille* [a]; elle met tout en usage pour l'éclaircir: comme nous la connoissons, nous lui aiderons à se tirer d'affaire.

Enfin je suis au bout de la plus grande fatigue que j'aye jamais eue de ma vie, car j'aimerois mieux composer un livre de six cens pages, sur une matiere agréable, que de répondre à un ouvrage tel qu'est la prétendue analyse de M. Procope Couteaux, sur le système de la Trituration. Il est vrai que je l'ai entrepris de gayeté de cœur: je ne dois donc pas me plaindre de la peine que j'ai prise pour soutenir les interests d'une personne que j'honore & j'estime avec un dévouement que son mérite, sa science, sa candeur, sa probité inspirent à tous les honnestes gens. Si son adversaire eût eu mes mêmes sentimens, il se seroit bien gardé d'insulter par un écrit, qui ne lui fera jamais d'honneur,

a *Page* 109.

la Préface d'un livre que le seul interest de la bonne Médecine a dicté. En vain promet-il d'executer le proj.t qu'il a inventé en détail, c'est-à-dire piece à piece, chapitre à chapitre; il ne parviendra jamais à décrier un systême qui se soutient de lui-même: que dis-je! une vérité qui se laisse appercevoir sitost qu'on l'a meditée, qu'on a dissipé tous les nuages qui l'empêchoient de paroistre, & qu'on a évité de faire, comme M. Procope Couteaux, qui sans se défaire de ses préjugez se souleve & s'arme d'abord alencontre. Qu'il sçache que la réfléxion nous en dégage, & qu'un si foible sujet que celui de la fermentation ne devoit pas le dispenser de ses devoirs. Au reste qu'il soit persuadé que mon dessein n'est point de le fâcher, mais de lui faire connoistre que je prends toujours le parti de la raison. Cependant il auroit tort de se plaindre que je le traite rigoureusement, car je ne lui dis aucune injure; qu'il s'accuse lui-même. Il est vrai que je lui oppose des raisons assommantes, mais il devoit mesurer ses forces avant que d'attaquer ce systême.

Estes-vous content de ces raisons, M. Procope Couteaux? Il semble que vous en murmurez. Je vous promets que si vous les refutez, ce que vous aurez bien de la peine à exécuter, j'imiterai la sage conduite de M. H. . . qui suivant le proverbe Espagnol, a cru qu'il estoit des occasions dans lesquelles il n'y a point de meilleure réponse que le silence. C'est l'avertissement que vous donne en finissant cette longue Lettre,

Votre &c.

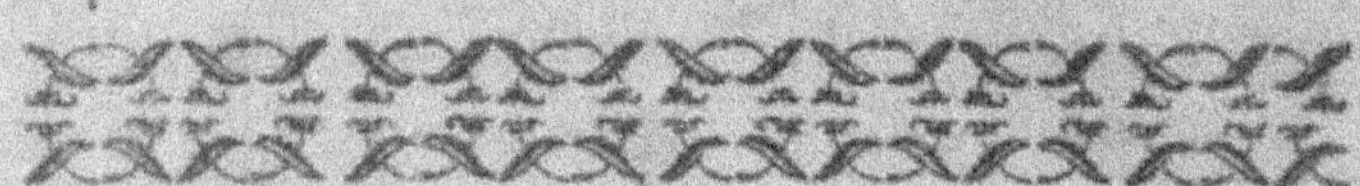

THESE

SOUTENUE EN MEDECINE

le Jeudy treiziéme Decembre 1708. M. Procope Couteaux étant le Président, dont le point est ainsi.

Si c'est dans la rate où se fait la préparation de la bile.

QUELLE folie de recourir à la ressemblance d'une humeur pour expliquer les secrétions ? d'inventer des ferments dans chaque couloir pour en venir à bout, & d'imaginer des pores tellement configurez pour laisser passer une liqueur préférablement à l'autre ? C'est risquer de ne rencontrer jamais la vérité, que de la chercher par des détours si éloignez. Je trouve un chemin bien plus court que la nature nous montre ; & si nous ne voulons nous égarer, ne le quittons jamais de vûe. On nous apprendra que le mouvement eſt le ſeul inſtrument dont elle ſe ſert pour venir à bout d'un ſi grand ouvrage. Je reconnois deux mouvemens dans le ſang, un de fluidité, & l'autre de progreſſion. Le premier depend de luy-même; c'eſt une rotation, pour ainſi dire, de toutes les parties qui le compoſent, & qui eſt propre à chaque fluide. Le dernier dépend des puiſſances qui le pouſſent, le battent & le diviſent inceſſamment: ce ſont le cœur & les arteres qui l'obligent à tourner en rond & faire la circulation. Les Chymiſtes ſe trompent lourdement, de s'imaginer que le ſang ſoit capable de fermenter. Le mouvement du ſang répugne entierement à cette idée, & les ſécrétions y perdroient ſi elles dépendoient d'autre moyen que de celuy que j'établis. Concevez que les glandes du corps ne ſont que des lacis admirables de vaiſſeaux continus; que la matiere de toutes les ſécrétions eſt le ſang, qui eſtant diverſement battu & affiné, eſt differemment pouſſé à travers des vaiſſeaux qui le reçoivent & qui laiſſent échapper ce qui répond à leur diametre. Ainſi la diverſité des couleurs dans les ſécrétions dépend de la difference des diametres que ces liqueurs parcourent; & comme le plus ou le moins de trituration des ſucs les rend plus ou moins épais, ce ſera dans le plus ou le moins de mouvement qu'on remarquera la diverſité de tant de ſucs qui ſe ſéparent de notre corps. Voila le ſyſtême le plus ingénu, qui ſemblable au fil d'Ariadne, vous conduit ſûrement dans ces détours ſi myſtérieux où la nature établit ſon ſejour, & vous en fait ſortir ſatisfait de l'explication de ſes oracles. Aurez-vous de la peine après cela à connoiſtre la bile, lorſque vous n'ignorerez plus la maniere dont elle ſe ſépare.

La bile eſt un corps fluide composé de principes actifs & grossiers : La fluidité fait la force & l'action des principes, & la masse en fait la grossiereté ; c'est pourquoy quand la fluidité de la bile est trop grande, il faut en épaissir la masse. L'artere splenique fournit cette matiere : une liqueur s'épaissit, lorsqu'après la dissipation de la sérosité la plus tenue, les parties qui restent s'approchent les unes des autres, & de cette union il s'en forme une masse plus serrée. Si vous estes en peine de sçavoir comment cela se fait, examinez le mouvement progressif dont l'augmentation divise, subtilise, & mesle les parties avec la sérosité ; que la diminution de ce même mouvement en sépare ce qui fait leur union & leur épaisseur. Ainsi en retardant le mouvement du sang porté par l'artere splenique, les principes seront plus grossiers ; si vous les rendez fluides, ils en seront plus actifs, ils couleront au foye ; & par leur proportion avec le diametre de ses vaisseaux, ils en feront féparez ; & ainfi vous aurez un corps fluide fait de principes groffiers & actifs, qui eft la bile. Mais il n'eft pas aifé de démefler lequel de ces deux vifceres de la rate ou du foye opere des effets fi merveilleux.

Il faut que la partie propre à faire la bile, foit capable d'arrefter le mouvement progreffif du fang, & en même temps d'entretenir fa fluidité. Une liqueur qui paffe d'un canal étroit dans un plus large, perd de fon mouvement. L'examen des regles certaines de la méchanique vous font voir dans la nature un mouvement perpetuel qui ne fe perd jamais, mais qui diminue à proportion qu'il fe communique : afin donc que le fang devienne plus fluide, il a befoin d'un autre mouvement, & ce font les efprits qui s'y jettent en foule qui le luy communiquent, & il ne faut point chercher ailleurs la caufe de fa fluidité. Ainfi quand le fang vient à la rate, il passe d'un canal plus étroit à un plus large, & reçoit une plus grande quantité d'esprits qu'auparavant. Il faut donc reconnoistre que la véritable fonction de la rate est de préparer la bile, & l'on en doutera moins encore quand on aura examiné sa structure, s'il est vray que la structure des parties nous en découvre l'usage.

La rate est un viscere situé dans l'hypocondre gauche, d'une figure oblongue assez ressemblante à la langue du bœuf : Elle contient quantité de vesicules, qui par le moyen de leurs vaisseaux sécréteurs fournissent au reservoir du chyle une liqueur. Le sang qui l'arrose luy vient par le rameau gauche de la celiaque appellé splenique. Elle a encore un grand lacis de nerfs : En faut-il davantage, tant pour retarder le mouvement du sang, que pour luy donner plus de fluidité. Le sang qui descend par l'artere splenique dans la rate, coule d'un canal étroit dans un large, il communique, & par conséquent perd de son mouvement. Le lacis nerveux fournit en abondance des esprits qui meuvent continuellement en rond les parties; c'est de là que vient leur fluidité. Car ce n'est point la configuration des parties ni la masse qui font le fluide, mais bien le mouvement que leur imprime la matiere subtile. Pourvû que la matiere subtile ne manque pas à l'eau, elle ne cessera jamais de couler. Mais direz-vous, pourquoy n'y a-t-il pas dans les autres parties une rate? Si vous trouvez un autre foye pour séparer la bile, vous ne manquerez pas d'y trouver une rate.

A quoy bon recourir à ces systêmes fabuleux qui reconnoissent des humeurs homogenes, des pores configurez, & des fermens nichez dans les glandes? Il n'y a dans ces idées que des suppositions, & la nature qui eſt toute ſimple auſſi bien que la vérité, ne peut ſouffrir ces menſonges. Eſt-il beſoin pour les ſécrétions d'un ſi grand appareil ? Vous avez évidemment & ſous les yeux une voye beaucoup plus ſimple, qui eſt le mouvement, dont le degré different fait une trituration differente de parties ; ce qui compoſe une differente maſſe, & ce n'eſt que cette diverſité d'aſſemblage qui conſtitue la diverſité des humeurs. Un grand mouvement vous donnera les ſucs plus liquides que ne peut faire un mouvement plus lent ; & comme la bile eſt faite des principes groſſiers du ſang, il faut neceſſairement que le mouvement du ſang de l'artere ſplenique ſoit diminué ; c'eſt pour cela qu'il s'étend & parcourt la rate, & qu'il communique ſon mouvement aux veſicules, ce qui le ralentit ; c'eſt ce qui cauſe la ſéparation de la ſéroſité, ce qui facilite l'approche des principes, & ce qui occaſionne un aſſemblage, ce qui fait la grossiereté ; & l'affluence des esprits faisant pirouetter le liquide, en augmente la fluidité & l'action. C'est après cette préparation que ces parties vont au foye, dont le diametre des vaisseaux permet la séparation, ce qui fait la bile.

Donc la préparation de la bile se fait dans la rate.

PERMISSION.

LOUIS PAR LA GRACE DE DIEU, ROY DE FRANCE ET DE NAVARRE : A nos amez & feaux Conseillers les Gens tenans nos Cours de Parlement, Maistres des Requestes ordinaires de nostre Hostel, Grand Conseil, Prevost de Paris, Baillifs, Sénéchaux, leurs Lieutenans Civils, & autres nos Justiciers qu'il appartiendra, SALUT. Notre bien amé FRANÇOIS FOURNIER, Libraire à Paris, Nous ayant fait supplier de luy accorder nos Lettres de permission pour l'impression d'un Livre intitulé, *Réponse au Sieur Procope Couteaux, sur sa prétendue analyse du système de la Trituration*, Nous avons permis & permettons par ces Présentes audit Fournier, de faire imprimer ledit Livre en telle forme, marge, caractere, & autant de fois que bon luy semblera, & de le vendre, faire vendre & débiter par tout notre Royaume pendant le tems de quatre années consécutives, à compter du jour de la date desdites Présentes. Faisons défenses à tous Imprimeurs, Libraires, & autres Personnes de quelque qualité & condition qu'elles soient, d'en introduire d'impression étrangere dans aucun lieu de notre obéïssance ; à la charge que ces Présentes seront enregistrées tout au long sur le Registre de la Communauté des Imprimeurs & Libraires de Paris, & ce dans trois mois de la date d'icelles ; que l'impression dudit Livre sera faite dans notre Royaume & non ailleurs, en bon papier & en beaux caracteres, conformément aux Reglemens de la Librairie : & qu'avant que de l'exposer en vente, il en sera mis deux Exemplaires dans notre Bibliotheque publique, un dans celle de notre Château du Louvre, & un dans celle de notre tres-cher & feal Chevalier Chancelier de France le Sieur Phelypeaux Comte de Pontchartrain, Commandeur de nos Ordres ; le tout à peine de nullité des Présentes : Du contenu desquelles vous mandons & enjoignons de faire jouir l'exposant ou ses ayans cause, pleinement & paisiblement, sans souffrir qu'il leur soit fait aucun trouble ou empêchement. Voulons qu'à la copie desdites Présentes qui sera imprimée au commencement ou à la fin dudit Livre, foy soit ajoûtée comme à l'original. Commandons au premier notre Huissier ou Sergent, de faire pour l'execution d'icelles tous Actes requis & necessaires, sans demander autre permission, & nonobstant Clameur de Haro, Charte Normande, & Lettres à ce contraires : CAR TEL EST NOSTRE PLAISIR. Donné à Versailles le douziéme jour du mois de Fevrier l'an de grace mil sept cens treize, & de nostre Regne le soixante-dixiéme. Par le Roy en son Conseil, signé, FOUQUET.

Registré sur le Registre N° 3. *de la Communauté des Libraires & Imprimeurs de Paris*, page 570. N° 631. *conformément aux Reglemens, & notamment à l'Arrest du 13. Aoust 1703. A Paris le 15. Fevrier 1713.* Signé, L. JOSSE, Syndic.

Achevé d'imprimer pour la premiere fois le premier Mars 1713.

Les Exemplaires ont esté fournis.

www.ingramcontent.com/pod-product-compliance
Ingram Content Group UK Ltd.
Pitfield, Milton Keynes, MK11 3LW, UK
UKHW021552260726
13993UKWH00002B/793

9 782329 218410